PENSÉES MÉDICALES.

DE L'IMPRIMERIE D'ANT. BERAUD,
Faubourg Saint-Martin, N°. 70.

La Matrice coupée verticalement, les organes vessiculaires un peu descendus pour mettre à découvert toutes les parties des trompes de fallope.

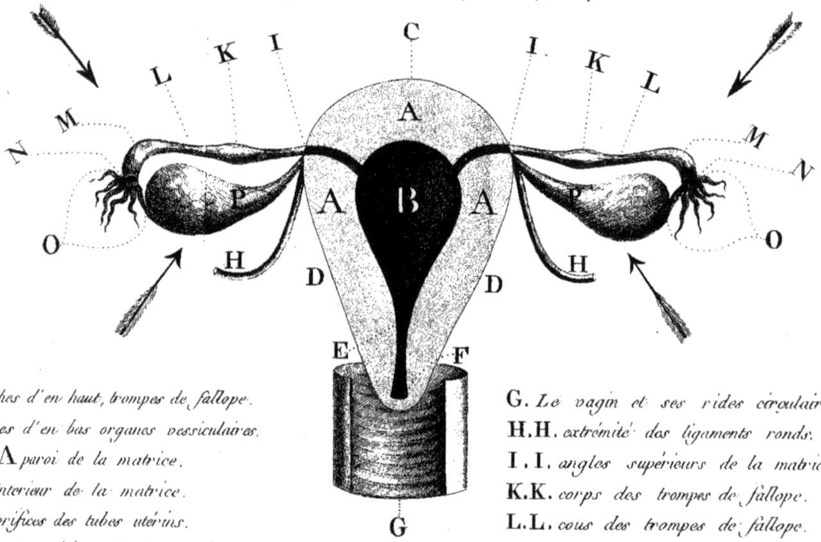

Flèches d'en haut, trompes de fallope.
Flèches d'en bas organes vessiculaires.
AAA *paroi de la matrice.*
B. *Interieur de la matrice.*
aa *orifices des tubes utérins.*
C. *bord supérieur de la matrice.*
D.D. *bords latéraux de la matrice.*
E. *orifice interne de la matrice.*
F. *orifice externe de la matrice.*

G. *Le vagin et ses rides circulaires.*
H.H. *extrémité des ligaments ronds.*
I.I. *angles supérieurs de la matrice.*
K.K. *corps des trompes de fallope.*
L.L. *cous des trompes de fallope.*
M.M. *conques des trompes de fallope.*
N.N. *orifices attracteurs des trompes de fallope.*
O.O. *pavillons des trompes de fallope.*
P.P. *vessicules organiques.*

Jacques, Chailly, del. et Sculp.

PENSÉES MÉDICALES;

PAR J. M. LAMBIN,

EX-CHIRURGIEN A L'HOTEL-DIEU DE PARIS,
OFFICIER DE SANTÉ ACCOUCHEUR.

Livre Premier.

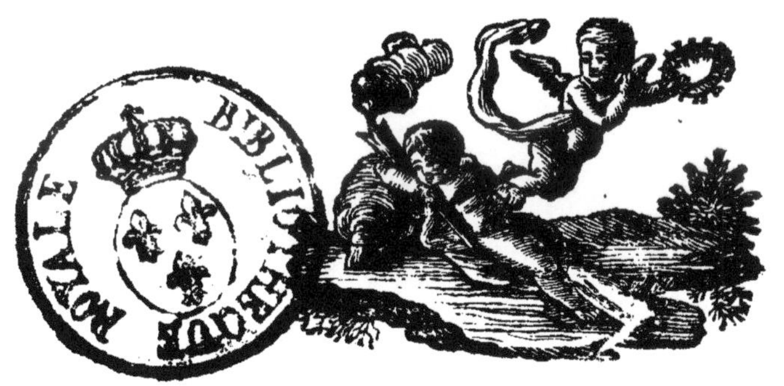

PARIS,

CHEZ { GABON, LIBRAIRE, place de l'École de Médecine;
L'AUTEUR, rue du Faubourg-Montmartre, n°. 21.

1817.

PRÉFACE.

D'APRÈS le plan que nous nous étions tracé, ce livre devait succéder à celui qui traite des Accouchemens, des Maladies des femmes et des enfans; mais un indiscret, à qui nous avons confié la partie de notre ouvrage destiné à constituer le second livre, l'ayant gardé, nous avons été forcé d'intervertir l'ordre que réclamait le sujet; et le second livre est devenu le premier.

Resserrés dans nos moyens oratoires, nous avons adopté le genre de *Pensées* séparées: leur caractère de concision favorisera le lecteur, qui n'aura qu'à les méditer pour en juger le mérite, et en faire une juste application. Dégagées de toute espèce de figure de comparaison, elles pourront développer l'émulation des élèves aptes à l'étude, qui aiment à se rendre raison des contradictions, sans être forcés de lire plusieurs volumes.

Dans une seule série de pensées, nous avons tenté de rassembler une somme de préceptes régulateurs pour les maladies en général; mais il faut moins s'attacher à la lettre qu'à l'esprit, et entendre ce que nous avons eu l'intention de faire comprendre, bien plus que ce que nous avons dit. Par nos *Pensées*, nous mettons en quelque sorte l'observateur à l'ouvrage, afin de lui signaler les difficultés qui se rencontrent dans le sentier tortueux de l'étude de la médecine : ce qui doit amener nécessairement un ordre scrutateur pour s'assurer des dispositions de celui qui veut se consacrer à l'art de guérir.

Cet ouvrage se compose de sept chapitres qui n'ont aucuns rapports entr'eux, et qui traitent chacun une matière séparée. Dans le premier nous avons fait un exposé gradué d'un cas de médecine pratique; le second traite de la petite vérole; le troisième indique notre opinion sur la génération; la stérilité constitue le quatrième; le cinquième détermine le cas où il est nécessaire de provoquer artificiellement le retour des transsudations périodiques, lors des époques de leurs variations, appelées vulgairement *âge critique*. L'image des fonctions de la matrice, en contraction pour l'expulsion de l'enfant du sein de sa mère, constitue le sixième chapitre; le septième traite des vies.

Dans l'exposé que nous avons fait au premier chapitre, sur un cas particulier qui doit être considéré comme règle générale, nous proposons à l'observation et à la méditation des savans, un mode de conduite pour les cas où il est urgent d'obtenir la détente que les moyens ordinaires ne procurent pas. Il est très-important de se convaincre si les secours que nous conseillons peuvent ou ne peuvent pas nuire, lors même qu'ils seraient accordés sans nécessité.

En ce qui concerne la petite vérole, traitée dans le deuxième chapitre, nous répétons à-peu-près ce que nous avons dit dans notre ouvrage intitulé : *l'Ami des Orphelins, ou Manuel des Nourrices*, qui a été publié en 1798. Ayant été rédigé avant qu'il ne fût question de la vaccine, nous avions pris à tâche de traverser les accidens qui suivent cette terrible maladie, qui devrait enfin être rayée du catalogue de nos maladies, si l'effet du vaccin était bien entendu de tous les pères de famille. Le docteur Reil a très-sagement observé que si une loi n'amène pas une mesure générale pour la vaccination, la variole, après avoir été pour ainsi dire oubliée, s'éveillera tout-à-coup pour exercer de nouveau ses ravages destructeurs, et avec d'autant plus de vélocité, qu'il y aura à l'instant qu'elle reparaîtra, plus d'enfants qui n'auront pas été vaccinés. Notre méthode contre cette maladie, se réduit à procurer une dérivation vers les extrémités inférieures, d'adoucir, de fondre et d'évacuer les humeurs, et d'opérer la détente, afin de favoriser la crise, sans résultat funeste.

Dans le troisième chapitre, c'est l'extension pure et simple de notre ancien système de la génération; il précède notre opinion sur quelques causes de stérilité. Ce chapitre a pour objet de démontrer qu'une somme de vie destinée à concourir à un résultat particulier, perd son caractère et s'abatardit en se portant sur d'autres organes : nous en avons conclu que la distraction des vies utérines était une des causes de stérilité.

Dans le cinquième chapitre, nous fixons notre attention sur le mode de contraction de la matrice, à l'occasion de l'expulsion de son contenu, la femme étant atteinte de douleurs expulsives, ou supposées telles, mais souffrante sans être positivement à l'époque de l'accouchement.

Dans le sixième chapitre, nous offrons le tableau des mouvemens de la matrice; nous espérons que nos observations sur ce point capital, fixeront l'attention des médecins, comme devant éviter aux femmes, qui cessent d'être réglées, les accidens dont elles sont accablées à cette époque, et qu'ils reconnaîtront les mouvemens de divergence et de convergence. Nous estimons que les secours que nous proposons, alors qu'ils seraient administrés sans nécessité, ne peuvent nuire: c'est la raison pour laquelle nous proposons ces mêmes secours, comme mesure générale.

Quant à notre septième chapitre, il est aisé de s'apercevoir que notre intention était de donner un certain développement à ces matières; mais voulant nous éclairer de la critique à intervenir, nous avons borné le sujet, pour juger le point où nous devons nous arrêter. En effet, si déjà ce que nous avons dit est contesté avec avantage, que servirait, ainsi qu'à nos lecteurs, la publication d'une série encore plus contestable? C'est peut-être déjà beaucoup d'avoir adopté le genre de *Pensées* isolées ; mais nous observons que nous avons voulu nous affranchir de la pénible tâche de réfuter nos maîtres ; nous savons la part qu'ils ont dans cette esquisse ; nous ne voulons pas leur dérober ce que leurs savantes leçons ont imprimé à notre mémoire. La vérité est que ce qu'il y a de bon dans notre ouvrage, leur appartient : nous réclamons leur indulgence pour le reste.

PENSÉES MÉDICALES.

LIVRE PREMIER.

INTRODUCTION.

I.

Les avis divers en médecine, ne sont que des opinions émises.

II.

On peut s'élever contre un fait de pratique, sans nuire à la célébrité des savans avec lesquels on est en opposition.

III.

Il faut long temps méditer, avant de s'expliquer sur la médecine pratique.

IV.

La mémoire suffit pour étudier la medecine, il faut du génie pour l'exercer.

V.

La société a des droits incontestables sur le résultat des observations pratiques de la médecine.

VI.

En toutes choses, le mieux procède du bien.

VII.

Une erreur donne quelquefois lieu à la découverte d'une vérité.

DEVOIRS ET QUALITÉ DE L'HOMME QUI SE DESTINE A L'ART DE GUÉRIR.

VIII.

L'homme qui se destine à l'art de guérir, doit être doux, humain, compatissant, désintéressé, actif, etc., etc.

IX.

Quelque soit la partie de l'art de guérir, à laquelle se destine un étudiant, il faut toujours qu'il s'applique à connaître l'art dans tous ses détails: autrement il ne peut prétendre à aucun succès.

X.

Lorsqu'après avoir étudié l'art de guérir dans tous ses détails, on concentre ses recherches en résumant ses travaux, on peut devenir célèbre en médecine ou en chirurgie.

XI.

Celui qui excelle dans toutes les parties de l'art de guérir, est médecin et chirurgien tout à la fois; c'est l'homme de l'art par excellence, c'est le véritable officier de santé.

XII.

Si l'on croit nécessaire de généraliser le titre des hommes qui exercent l'art de guérir, en choisissant le plus noble, on évite toutes les réclamations, et l'on rentre dans le principe déja consacré par l'usage.

XIII.

Le doctorat est indépendant de l'art de guérir; on peut être docteur en théologie, en droit, en physique comme en médecine : ce titre peut s'acquérir avant ou après toute espèce de réception, sans préjudicier au talent du savant qui l'obtiendra, ou du savant qui ne l'obtiendrait pas.

PRÉALABLE.

XIV.

La connaissance exacte de toutes les maladies, constitue le préalable le plus important de la médecine pratique.

XV.

La science de l'art de guérir est subordonnée à la connaissance des pronostics.

XVI.

Lorsqu'on ne sait pas pronostiquer toutes les crises qui peuvent résulter de l'application des moyens curatifs, on peut être surpris par un résultat funeste.

XVII.

Il ne suffit pas de prévoir la crise d'une maladie, il faut encore l'éviter.

XVIII.

On évite une crise prévue dans les maladies, par l'appréciation de l'irritabilité nerveuse du sujet.

XIX.

Si l'on veut faire une juste application des moyens que donne la médecine, pour la cure des maladies, il faut, en principe, établir des causes générales.

CAUSES GÉNÉRALES DES MALADIES.

XX.

Les causes générales des maladies tiennent à une lésion plus ou moins grave des fonctions animales.

XXI.

Il y a lésion des fonctions animales, quand un des principaux organes est interrompu dans l'exercice de celles qui lui sont propres.

XXII.

Quand l'estomac est interrompu dans le

jeu de sa contractibilité, on est malade ou prêt de l'être.

XXIII.

L'estomac est interrompu dans le jeu de sa contractibilité, quand il est frappé de *stupeur*.

XXIV.

Toutes les impressions, physiques ou morales, de quelque nature qu'elles soient, donnent lieu à la *stupeur* de l'organe de la digestion.

XXV.

L'estomac affecté actuellement de *stupeur*, contiendra bientôt de la sabure.

XXVI.

La sabure, dans l'estomac, est le levain de toutes les maladies: elle interrompt et trouble la digestion; elle occasionne un développement alkalescent, et augmente le mouvement des liqueurs.

XXVII.

Le trouble qui se passe dans l'estomac, à

l'occasion du développement, du principe alkalescent, donne naissance aux frissons, aux maux de tête, aux rapports de l'estomac, à la bouche.

XXVIII.

La présence prolongée de la sabure dans l'estomac, devient le principe constitutif de la fermentation humorale.

XXIX.

La fermentation des humeurs contenues dans l'organe de la digestion, agissant comme tonique, détermine l'irritation et la crispation des nerfs et des vaisseaux de l'estomac.

XXX.

Lorsque les nerfs de l'estomac sont agacés et crispés, la fièvre qui s'ensuit est nerveuse.

XXXI.

Lorsque les vaisseaux de l'estomac sont irrités par la présence des humeurs en état de fermentation, ils se resserrent, d'où il s'ensuit un refoulement de sang.

XXXII.

Les foyers de surabondance de sang refoulé, sont la poitrine, le cerveau, et tous les viscères du bas-ventre.

XXXIII.

Les vaisseaux de la poitrine, engorgés, donnent lieu aux points de côté, aux crachemens de sang; ces accidens, précurseurs des fluxions de poitrine, déterminent les engorgemens inflammatoires de la plevre, des poumons, dont le développement fait naître la pulmonie.

XXXIV.

Les vaisseaux du cerveau engorgés, occasionnent les éblouissemens, les tintemens d'oreilles, les étourdissemens, les maux de tête, la migraine, les coups de sang, les ophtalmies, et les apoplexies sanguines.

XXXV.

Les vaisseaux qui entrent dans la composition des viscères, du bas-ventre, engorgés par le refoulement du sang, favorisent les obstructions du foie, celles des glandes du mésentère, dont les suites déterminent les *coliques*, la *jaunisse*, etc.

XXXVI.

Le sang refoulé, en général, engendre l'irritation, l'engorgement et l'inflammation des organes et des viscères qui le recèlent : ce qui en impose souvent sur le véritable caractère de la plhétore.

XXXVII.

Avant de faire aucune application médico-chirurgicale, on doit s'attacher à reconnaître les causes déterminantes.

XXXVIII.

La sabure retenue dans l'estomac, provoque les rapports aigres de l'estomac à la bouche; aux dégoûts qui suivent, précédent les frissons irréguliers, la fièvre.

XXXIX.

Les dégoûts, les frissons irréguliers, la fièvre, résultant d'une surabondance de sabure qui fermente dans l'estomac, indiquent une fièvre humorale.

XL.

Pour s'assurer de la ténacité plus ou moins déterminée des symptômes premiers de la fièvre humorale, on peut tenter l'usage du sucre en nature, mangé à la dose de deux ou quatre onces ; on peut encore user de la potion suivante, quand on suppose débilité d'estomac :

XLI.

Contre la débilité de l'estomac, qui ne donne encore lieu qu'à des accidens légers, on donne en deux doses :

Eau de mélisse spiritueuse, une demi-once.
Sirop de fleurs d'orange, } de chaque une
— de guimauve, } once.
Oxymel scilitique, une demi-once.
Liqueur minérale d'Hoffmann, un demi-gros.

XLII.

La fièvre humorale se complique très-souvent de putridité.

XLIII.

Une fièvre humorale, putride, se complique toujours des symptômes inflammatoires.

XLIV.

Une fièvre humorale, putride, inflammatoire, est aussi nerveuse.

XLV.

Les symptômes inflammatoires ne prouvent pas toujours que le caractère de la plhétore sanguine soit réel.

XLVI.

Toutes les passions de l'âme peuvent léser l'estomac, dans l'exercice de ses fonctions.

XLVII.

Toutes les maladies se développent à l'occasion d'une lésion, dans les fonctions de l'organe de la digestion.

XLVIII.

Il n'existe pas de maladie qui ne donne lieu à la sabure de s'amasser dans l'estomac:

XLIX.

Les crises nerveuses nuisent au système de la digestion.

L.

La fermentation des humeurs, quelle qu'en soit la cause, augmente la chaleur animale par la raréfaction.

LI.

La chaleur animale, qui donne lieu à la raréfaction des liqueurs, dilate les vaisseaux, et augmente la quantité proportionnelle du sang.

LII.

La raréfaction du sang, produite par un principe de fermentation, donne lieu aux symptômes inflammatoires de se développer, malgré que le sujet soit d'un tempérament bilieux, séreux ou lymphatique.

LIII.

Les symptômes inflammatoires, développés dans un sujet d'un tempérament bilieux;

séreux ou lymphatique, se caractérisent par la dénomination de *fausse phlétore sanguine*.

LIV.

L'application de la saignée dans la fausse plhétore sanguine, en donnant lieu de croire qu'il faut y revenir, fait naître de graves accidens.

LV.

Le mouvement accéléré du sang, sa chaleur, sa raréfaction, se prononcent également dans tous les tempéramens.

LVI.

Toutes les fois qu'il existe un principe agissant de fermentation, les symptômes de la plhétore sanguine se développent.

LVII.

Ce n'est pas toujours avec le secours de la saignée que l'on obtient la modération dans le mouvement du sang.

LVIII.

Hors le cas de la plhétore sanguine constitutionnelle ou générale, et celui de l'irritabilité ou nerveuse, la saignée est contraire dans les maladies inflammatoires.

LIX.

L'usage des narcotiques justement dosés, est indispensable pour modérer le mouvement du sang, et l'irritation nerveuse dans toutes les maladies.

LX.

Aux narcotiques employés pour ralentir le mouvement du sang et calmer l'irritation des nerfs, seront joints les médicamens indiqués pour combattre la cause de la maladie.

LXI.

Les évacuations et la transpiration, si nécessaires quand les effets de la plhétore humorale se prononcent, sont très-difficiles à obtenir dans les personnes d'un tempérament sanguin.

LXII.

La saignée, rarement nécessaire dans les maladies inflammatoires, aux personnes d'un tempérament bilieux, séreux ou lymphatique, doit être faite de bonne heure à celles d'un tempérament sanguin.

LXIII.

Les bains entiers chauds sont favorables dans les crises inflammatoires et nerveuses, lorsque la détente ne s'obtient pas dans les vingt-quatre heures.

LXIV.

L'irritabilité augmente dans les maladies inflammatoires, à proportion du retard de la détente.

LXV.

Les symptômes humoraux sanguins et nerveux, sont les caractères généraux et distincts des maladies.

LXVI.

Le propre de tous les symptômes des maladies est de réagir les uns sur les autres, de manière que les symptômes humoraux, nerveux ou humoraux et sanguins, et réciproquement chaque symptôme en particulier, donne naissance aux deux, ou à l'un des deux autres.

LXVII.

Lorsqu'un symptôme de maladie est compliqué de la présence du symptôme d'une autre maladie, si les deux symptômes tiennent ou dépendent de la constitution du sujet, ils forment un symptôme composé ou mixte.

LXVIII.

Les caractères humoraux, sanguins, nerveux et lymphatiques, assignent les tempéramens.

LXIX.

Tous les tempéramens se confondent et se dénaturent, participans des uns et des autres; avec des caractères plus ou moins masqués, ils deviennent mixtes et très-difficiles à distinguer : il faut en savoir observer tous les degrés pour les classer; autrement, point de succès dans le traitement des maladies.

LXX.

Une personne d'un tempérament humorale ou bilieux (en bonne santé), a le teint clair, l'œil doux, beaucoup de tissu cellulaire, la peau blanche, douce et ferme.

LXXI.

Une personne de tempérament sanguin (en bonne santé), a le teint élevé en couleur, l'œil vif, les muscles prononcés, le tissu de la peau serré.

LXXII.

Une personne d'un tempérament nerveux (en bonne santé), a le teint animé, l'œil ardent, le tissu de la peau serré et la surface chaude.

LXXIII.

Une personne d'un tempérament lymphatique ou séreux (en bonne santé), a le teint pâle ou jaunâtre, l'œil langoureux, la peau douce et d'un tissu relâché.

DE LA PLHÉTORE HUMORALE.

LXXIV.

La plhétore humorale est une surabondance de sabure dans l'estomac.

LXXV.

La sabure s'amasse dans l'estomac par cause accidentelle et par cause constitutionnelle.

LXXVI.

L'estomac d'une personne d'un tempérament bilieux et lymphatique, est plus sujet à la débilité, que celui d'une personne d'un tempérament sanguin.

LXXVII.

Un estomac en état de débilité exerce faiblement, lentement et péniblement ses fonctions digestives.

LXXVIII.

Un estomac lent dans ses fonctions digestives est prédisposé à contenir de la sabure.

LXXIX.

Il faut toujours donner du ton à l'estomac quand la sabure s'y amasse par une cause de débilité constitutionnelle.

LXXX.

Quand on néglige d'évacuer les humeurs contenues dans l'estomac, le principe de fermentation ne tarde pas à se développer.

LXXXI.

Les dégoûts, la perte d'appétit, les courbatures, les maux de tête, les frissons irréguliers, naissent à l'occasion des mauvaises digestions, quand elles ont pour cause un ferment humoral dans l'estomac.

LXXXII.

A la suite des accidens résultans d'un ferment dans l'organe de la digestion, si on n'y remédie promptement, la langue se charge, la bouche devient pâteuse, le pouls prend un caractère de plénitude; il s'arrondit; son mouvement se développe; la chaleur augmente; une grande sécheresse se manifeste; les sécrétions se font mal; il n'y a pas, ou il y a très-peu de transpiration.

LXXXIII.

Aux accidens qui produisent la fermentation de la sabure dans l'estomac, se joignent bientôt les symptômes inflammatoires. Le pouls s'élève ; la chaleur s'accroît de plus en plus ; le mal de tête fait des progrés ; des élancemens s'y font sentir ; la transpiration est nulle ; les évacuations se suppriment.

LXXXIV.

Rien de plus incertain que le caractére du développement du pouls, que l'activité graduée et progressive du battement des artères dans les crises humorales qui ont pour cause le ferment ; car ils peuvent en imposer sur la véritable plhétore, que l'on peut croire être générale quand elle n'est que locale.

LXXXV.

Quand le principe du ferment se développe et que les pulsations artérielles augmentent dans un tempérament humide ou séreux, quelques sangsues et l'usage des narcotiques amalgamés avec les anti-putrides plus ou moins éguisés, donnés à temps opportun, suffisent pour en neutraliser le principe, et faire cesser l'effet.

LXXXVI.

A la fièvre humorale se joint quelquefois un embarras dans les bronches, occasionné par la présence d'une humeur muqueuse et très-glutineuse, en tout semblable à celle qui forme les catarrhes, dont la division et l'évacuation ne s'obtiennent que par les incisifs.

LXXXVII.

Beaucoup de maladies humorales ont été détournées le trois ou le quatrième jour, en étonnant, pour ainsi dire, et en flattant l'estomac par un mets de fantaisie mangé avec modération.

LXXXVIII.

Tout-ce que le goût interrogé d'un malade indique, doit être considéré comme mets de fantaisie.

LXXXIX.

L'estomac, actuellement en état d'inertie à cause d'une surabondance d'humeurs, peut se réveiller par la présence d'un mets de fantaisie.

XC.

Tous les effets de l'inertie de l'estomac, quelle qu'en soit la cause, sont détruits du moment que cet organe a repris son jeu de contractibilité ; la sabure qui le tapissait se digére, et tout rentre dans l'ordre.

XCI.

L'estomac, dans un état d'inertie accidentelle depuis vingt-quatre heures, contient plus de sabure que celui qui n'a pas reçu de purgatif depuis nombre d'années, et qui conserve son jeu de contractibilité.

DE LA PLHÉTORE SAUGUINE.

XCII.

La plhétore sanguine se fait remarquer dans les personnes fortes et robustes : chez elles la fibre est moins enveloppée de tissu cellulaire ; elle est par conséquent plus séche ; les muscles sont aussi plus prononcés.

XCIII.

Les personnes d'un tempérament sanguin

(en bonne santé) perdent moins de sang que les autres dans les crises périodiques; elles ont le tissu fibreux plus serré. Par la même raison les évacuations alvines et la transpiration sont moins fréquentes.

XCIV.

Une personne affectée de varices, et dont les contours multipliés des vaisseaux engorgés font craindre les hémorrhagies, n'en a pas plus de sang, proportionnellement considéré; il n'est que plus fluide : cette fluidité est précurseur de la dépravation. Si l'on inspecte le sang, on reconnaît, en effet, qu'il contient beaucoup plus de partie séreuse que de *coagulum*. Le tissu fibreux, dans ce cas, est dans un état de relâchement considérable.

XCV.

L'équilibre entre les fluides et les solides, est plus exact chez les personnes dont le tissu fibreux est plus serré; parce que les sécrétions se font plus régulièrement. C'est aussi la régularité des sécrétions qui entretient l'équilibre entre les fluides et les solides.

XCVI.

Il se fait une transudation séreuse à travers le systême fibreux, chez les sujets dont la fibre manque d'élasticité; ce phénomène accidentel est précurseur de l'infiltration.

XCVII.

Il existe une gélatine alimentaire dans les interstices, et dans toutes les substances qui font partie du systême animal, pour entretenir la vie de l'individu qui, frappé de maladie, suspend l'usage des alimens.

XCVIII.

Les personnes qui ont beaucoup de tissu cellulaire, vivent plus long-temps sans manger, que celles qui ont la fibre sèche; mais la fibre sèche résiste mieux à la fatigue.

XCIX.

Les sujets d'un tempérament sanguin et nerveux, chez lesquels la fibre manque d'élasticité, sont prédisposés aux affections scorbutiques, aux vergetures, etc.; ils déclinent vers les tempéramens lymphatiques et séreux, en état de maladie.

C.

Les sujets d'un tempérament bilieux, lymphatique et séreux, si la fibre chez eux manque d'élasticité, sont prédisposés aux affections variqueuses, aux dartres sèches et humides, aux hernies, aux œdèmes, aux infiltrations, etc.

CI.

Les pertes, le rapprochement des crises de transudations périodiques, les écoulemens séreux par la vulve, la débilité, proviennent de l'appauvrissement des liqueurs, de la fluidité du sang, et du relâchement dans le système fibreux.

CII.

Il faut être avare des saignées et des sangsues dans tous les cas de varices, lorsque les symptômes de l'inélasticité fibreuse existent.

CIII.

L'usage des toniques et des analeptiques, est indispensable pour le rétablissement de l'équilibre, entre les fluides, et les solides des personnes affectées de varices, de dartres humides, d'œdèmes, d'infiltrations.

CIV.

La plhétore sanguine se développe toujours orageusement dans les affections humorales, lorsque le sujet est d'un tempérament sanguin et nerveux.

CV.

Contre les crises résultantes du ferment humoral, dans les tempéramens sanguins et nerveux, il faut opérer la détente dans le plus bref délai : elle est nécessaire pour éviter les engorgemens inflammatoires qui, alors, mettent en arêt l'effet de toutes les sécrétions, et donnent lieu à de trés-graves accidens.

CVI.

L'effet des grandes crises de la raréfaction

du sang, quelle qu'en soit la cause, se fait sentir plus particulièrement aux parties les plus susceptibles d'irritabilité; les foyers principaux, par rapport aux dangers, sont le cerveau, la poitrine, et les viscères du bas-ventre.

CVII.

Les symptômes de la plhétore sanguine se développent également dans toutes les fièvres humorales, putrides, inflammatoires et nerveuses.

CVIII.

La plhétore sanguine n'est que locale dans toutes les espèces de fièvres, lorsqu'elle affecte une personne d'un tempérament bilieux, lyphatique ou séreux; elle est générale dans le même cas, lorsqu'elle frappe un individu d'un tempérament sanguin.

DE L'IRRITABILITÉ, OU DES SPASMES.

CIX.

Les spasmes sont des affections nerveuses, qui ont pour cause générale l'irritabilité, beaucoup plus facile à reconnaître qu'à détruire ; ils sont plus ou moins violens, et les crises plus rapprochées, selon le degré de sensibilité du sujet.

CX.

Toutes les maladies, en se développant, produisent un accroissement d'irritabilité.

CXI.

L'irritabilité est un obstacle à la prompte guérison de toutes les maladies.

CXII.

Dans les maladies où l'on a quelque raison pour craindre la complication nerveuse, il faut appliquer plutôt, et à des doses plus ou moins rapprochées, les anti-spasmodiques, avec l'antidote nécessaire pour combattre et détruire en même-temps la cause principale de la maladie.

CXIII.

Il ne faut jamais attendre le développement d'une crise que l'on prévoit, pour y remédier; l'objet de la médecine, proprement dite, est de l'éviter, et d'en empêcher les fâcheux résultats.

CXIV.

Dans toutes les crises nerveuses qui ont une cause morale, on doit constamment ajouter aux remèdes pharmaceutiques, les remèdes moraux; parce que les vibrations nerveuses ont, dans le principe, été déterminées par une imagination trop exaltée, qui n'a pas été réprimée.

CXV.

Toutes les affections nerveuses, en dernier résultat, déterminent un ralentissement dans le système lymphatique, en proportion de de l'augmentation du mouvement sanguin : la mélancolie qui s'ensuit, est un des moindres accidens qu'il faut prévoir.

CXVI.

L'équilibre entre les fluides et les solides, si nécessaire à la bonne santé, ne peut se maintenir qu'au moyen de l'élasticité dans le système fibreux, qui maintient l'harmonie dans le mouvement des liqueurs.

CXVII.

Les frictions sèches sur toute l'habitude du corps, une fois le jour, le matin avant de sortir du lit, conviennent pour entretenir, restituer ou augmenter le mouvement des liqueurs, conserver et redonner de l'énergie à la fibre ainsi qu'aux vaisseaux capillaires.

CXVIII.

Les lotions aromatiques ou spiritueuses, sur tout le système articulaire et le long de la colonne vertébrale, après avoir fait une friction sèche, sont un moyen énergique contre les assoupissemens lymphatiques.

CROISSANCE.

CXIX.

Les crises symptomatiques de la croissance chez les jeunes gens, sont souvent accompagnées de frissons, de fièvre, de maux de tête, etc.; parce qu'il y a distraction de vies au préjudice des organes principaux, sur toutes les parties appelées à se développer d'où viennent les convulsions, les paralysies, les apoplexies.

CXX.

La majorité des accidens qui se manifestent à l'occasion d'un développement précipité ou anticipé de partie, se compliquent d'une apparence de plhétore sanguine; mais ils ne sont que nerveux et sympatiques.

CXXI.

Au moment que se prononce une crise de crue, et chaque fois qu'elle se renouvelle, il faut recourir aux anti-spasmodiques, aux narcotiques et aux bains.

CXXII.

La diète et le régime austère sont contraires dans toutes les espèces de crise de croissance; ils donnent constamment naissance à des accidens qui déterminent les affections de poitrine, le marasme, l'étisie, et la mort.

CXXIII.

Aprés chaque crise de crue, le calme étant obtenu par l'usage des anti-spasmodiques, des narcotiques, des bains, etc., on consultera le goût du malade à l'effet d'y satisfaire.

CXXIV.

Les béchiques, les tempérans, les cordiaux, les incrassans, les analeptiques, les frictions sèches et aromatiques, sont les seuls et uniques moyens et médicamens qui conviennent dans toutes les espèces de maladies de croissance; il ne s'agit que d'en faire une juste application.

CXXV.

En nous résumant, nous établissons, en principe fondamental, que l'estomac considéré comme l'organe le plus susceptible de lésion, dans l'économie animale, réclame toute l'attention du médecin dont tous les effors d'esprit doivent tendre à lui restituer ou conserver son jeu de contractibilité. Nous avons dit qu'il était lésé dans ses fonctions, par une simple suppression de transpiration, ou de toutes autres évacuations périodiques, par une indigestion, par une surprise pénible ou agréable, etc.; qu'à cette occasion, la sabure le tapissoit bientôt, et l'interrompait dans ses fonctions digestives, que tous les symptômes des maladies, et les maladies elles-mêmes, en réagissant les unes sur les autres, arrêtaient cet organe dans le jeu de sa contractibilité; que dès-lors, la sabure se cumulant dans sa capacité, devenait le levain de toutes les maladies. Par là, nous avons voulu dire, comme nous le disons véritablement, que tous les regards du médecin observateur, doivent se diriger vers cet organe, et qu'il est important de reconnaître comme incontestablement prouvé, que les purgatifs ne sont pas indiqués, par cela seul que l'état de la langue annonce un estomac chargé de sabure; non plus que la saignée ne guérit la plhétore sanguine, en l'appliquant seulement sur le caractère apparent; que, dans tous les cas, la cause seule de la maladie doit être attaquée. Pour favoriser cette connaissance, il faut nécessairement se rendre raison aussi des causes physiques (1).

Nous allons expérimenter un cas sur la plhétore humorale, à l'effet d'aider à l'intelligence du jeune observateur.

EXEMPLE EXPÉRIMENTAL.

CXXVI.

A la manifestation des premiers symptômes de la plhétore humorale, on doit soumettre le malade à l'usage d'une boisson fondante, acidulée et légèrement aiguisée : on la fera boire chaude et alternativement, avec une tisanne anti-spasmodique, à laquelle on peut ajouter une légère dose de narcotique, à l'effet d'opérer, d'une part, la neutralisation du principe alkalescent en action, et d'autre part, pour tempérer le mouvement du sang.

CXXVII.

Pour hâter la crise salutaire de la transpiration et des évacuations, on fera boire les doses, le malade étant au lit chaudement,

(1) C'est ce qui nous fait dire que jamais il n'y aura de véritable médecin là où il n'y aura pas de physicien.

en observant de disposer les tisannes de manière à les rendre agréables au goût.

CXXVIII.

Toutes les fois qu'on juge nécessaire de provoquer une transpiration, on bassinera le lit du malade; on lui enveloppera les pieds et les jambes de serviettes ouvrées; on lui en couvrira la poitrine; l'on tiendra l'appartement clos, et les tisannes qu'on donnera toutes les demi-heures seront prises à petites doses, et chaudes.

CXXIX.

Lorsque l'application des anti-putrides aiguisés, et des anti-spasmodiques, n'opère pas la détente que l'on désire obtenir, comme étant très-nécessaire, le caractère humoral se développe et se complique des symptômes inflammatoires.

CXXX.

Lorsque les symptômes inflammatoires se manifestent après l'emploi des fondans éguisés, acidulés, et les narcotiques, la saignée est indispensable par addition aux moyens d'abord employés, et qu'il est nécessaire de suivre encore.

CXXXI.

Pour un tempérament sanguin et nerveux, la saignée se fera plutôt et plus forte, selon l'âge, le sexe, les forces, la saison, le lieu et le caractère de la plhétore sanguine.

CXXXII.

L'application des sangsues est nécessairement préférable dans les maladies putrides inflammatoires, pour un tempérament bilieux et lymphatique. Leur nombre sera calculé sur le temps de la maladie, l'âge, les forces et le lieu.

CXXXIII.

La saignée et les sangsues doivent s'appliquer dans les trente heures au plus tard, quand on veut traverser et détruire les accidens inflammatoires résultans de là plhétore humorale.

CXXXIV.

Lorsque le développement inflammatoire exige qu'on revienne à la saignée ou aux sangsues, si après en avoir fait une nouvelle application, la détente ne s'opère pas, le mouvement du sang ne tarde pas à augmenter de force. Revenir encore à la saignée n'est pas sage ; et quoiqu'elle semble indiquée, il faut lui préférer les narcotiques en potion et en lavemens.

CXXXV.

Qui sait juger l'effet des moyens qu'on emploie pour combattre une maladie, se trouve souvent retenu sur les indications.

CXXXVI.

On ne peut jamais se repentir d'accorder trop tôt, dans les crises humorales, putrides, inflammatoires et nerveuses, les tempérans et les narcotiques en breuvage et en lavement. Les anti putrides aiguisés peuvent aussi s'administrer en lavemens, quand on n'obtient aucun résultat d'ailleurs.

CXXXVII.

Nous n'avons pas l'intention d'offrir un formulaire unique contre aucune espéce de maladie; tous les médecins savent trés-bien que beaucoup de formules remplissent souvent la même indication; mais pour l'intelligence du jeune observateur, nous allons formuler pour le cas prévu depuis CXXVI.

Premier jour.

CXXXVIII.

Le malade prendra alternativement les tisannes dont la formule suit :

Dans une premiére pinte d'eau bouillante, chiendent ratissé et échaudé. . huit branches.

Bourache (feuilles de) lavées. . . . . six.

Passez et ajoutez :

Miel de Narbonne. . . . . . . trois onces.
Ipécacuahna. . . . . huit grains.
Oximel simple. . . . . une once.

Il faut en faire boire une tasse toutes les heures.

CXXXIX.

Dans une seconde pinte d'eau bouillante :
Fleurs de tilleul. . . . . une pincée.
Oranger (feuilles d'). . . . . quatre.

Passez et ajoutez :

Sirop de guimauve. . . . . . trois onces.
Eau de fleurs d'orange distillée. . une once.
Liqueur minérale d'Hoffmann. . un gros

Il faut en faire boire une tasse toutes les heures ; d'où il résultera que le malade boira toutes les demi-heures. Les tisannes doivent être tempérées.

CXL.

En même temps que le malade prendra deux sortes de tisanne dès l'invasion de la maladie, il est nécessaire de provoquer les évacuations par les lavemens de pariétaire, matin et soir : on en donne un deuxième quand le premier n'opère pas, dans lequel on peut ajouter de l'huile.

CXLI.

Si l'irritation du canal intestinal, interrompant le mouvement péristaltique, s'oppose à l'effet des lavemens, il faut ajouter sur chaque, indépendamment de l'huile, douze gouttes du laudanum liquide, ou un demi-gros de liqueur minérale d'Hoffmann.

CXLII.

Un lavement émollient, rendu tempérant par la présence des anti-spasmodiques, qui ne remplit pas l'effet qu'on en attendait, donne lieu de soupçonner un amas de matières endurcies, retenues dans le canal intestinal : on peut, au moyen d'une cuillerée de sel domestique, que l'on ajoute dans le lavement de pariétaire, en obtenir la sortie.

CXLIII.

Un malade qui doit transpirer, et qui a besoin d'évacuer, se laissera servir ses lavemens. Les prendre soi-même empêche, ou interrompt un commencement de transpiration, déjà très-difficile à obtenir.

CXLIV.

Pour le bon goût, on peut accorder à un

malade qui éprouve quelque répugnance à prendre ses tisannes, un peu de confiture de groseilles, un quartier d'orange, du sucre candi; ou si c'est dans le temps des fruits, on peut en permettre quelque partie, telle qu'une grappe de groseille, une cerise, des grains de raisin mûrs; en fruits secs, une petite quantité peut également s'accorder.

CXLV.

Une heure ou deux après la saignée ou l'application des sangsues dans les crises humorales inflammatoires, quand l'irritation n'est pas très-prononcée, on prescrit une eau fondante émétisée, pour profiter du commencement de détente opéré par la saignée ou les sangsues. Nous sommes dans l'usage de la disposer comme il suit:

CXLVI.

Eau minérale en quatre verres.

Eau commune. . . . . trois verres.
Emétique. . . . . deux grains.
Sel de Glauber. . . . . deux gros,
Eau de fleurs d'orange distillée. une once.

Suc épuré de citron . . . une demi-once,

Sirop domestique. . . . . . quatre onces, pour quatre doses égales à prendre froides, et d'heure en heure.

On prend, entre chaque verre, un bouillon aux herbes potagères.

Si le vomissement a lieu une fois ou deux, l'eau tiède se donne, pour abatardir les efforts, et comme excitatif.

CXLVII.

Si on prend un lavement, une demi-heure après la deuxième dose de l'eau minérale, on provoque quelquefois des scelles assez abondantes pour éloigner la troisième dose, et pour ne pas donner la quatrième; ceci est subordonné aux forces du malade.

CXLVIII.

Le but principal d'un médecin qui prescrit une eau minérale tempérée, édulcorée et anti-spasmodique, est d'éviter les vomissemens pénibles, et les effors violens qui peuvent donner lieu à un accroissement d'irritation, et au développement des accidens qu'il prévoit.

CXLIX.

Pendant l'usage d'une eau minérale fondante, le malade ne doit parler à personne, afin qu'en retardant les vomissemens, on puisse les éviter, et doubler, par ce moyen, les évacuations alvines.

CL.

Un vomissement provoqué par une eau minérale, dont l'effet est trop considérable, suivi d'évacuations alvines trop fréquentes, est, ou peut être ralenti par l'usage du sirop pur ou du sucre; il faut en user jusqu'à ce qu'on s'en trouve bien. On peut, pour atteindre le but avec plus de célérité, donner de quart d'heure en quart d'heure un demi-verre de ce qui suit:

CLI.

Potion calmante.

Eau commune, ... une chopine.
Sirop commun, ... huit onces.

Eau de fleurs d'orange distillée, deux onc.
Liqueur minérale d'Offmann, deux gros.

Un verre de cette potion froide, en lavement, convient pour multiplier les ressources curatives.

CLII.

Après l'effet d'une eau minérale administrée froide, et d'heure en heure, qui a rempli le but qu'on se proposait, on accorde un bouillon, et l'on conseille le repos.

CLIII.

Après le repos d'un malade qui vient de prendre une eau minérale, on donne l'eau de chiendent limon pour la journée; on peut encore donner un bouillon coupé ou non coupé, selon l'état du malade, et surtout un lavement émollient le soir.

Deuxième jour.

CLIV.

Quand les accidens qui ont donné lieu de craindre les effets d'une fièvre inflammatoire paraissent résister au traitement administré le premier jour, on peut s'attendre à leur accroissement.

CLV.

Le deuxième jour d'une fièvre putride inflammatoire est consacré à prendre tous les trois quarts d'heure au plus tard, et alternativement, les tisannes tempérantes des nos 138 et 139, et deux ou trois lavemens émolliens éguisés, si besoin est; le malade tenu chaudement.

Troisième jour.

CLVI.

La détente ne s'étant pas opérée, la fièvre est restée la même, la peau est plus sèche que la veille, les urines sont plus courtes, le point de côté se prononce; les crachats, durs à obtenir, sont sanguinolens, le malade saigne quelquefois du nez; ses yeux sont ardens.

CLVII.

Il n'est pas rare que tous les accidens de

complication d'une fiévre putride inflammatoire, que nous déclarons devoir se manifester le troisième jour, paraissent vers la fin du deuxième ; il faut alors se mettre en garde contre leur vélocité, car ils seront encore plus développés le lendemain.

CLVIII.

Le développement des accidens inflammatoires d'une fiévre humorale putride, exige que l'on revienne à la saignée ou aux sangsues, et quelquefois aux deux dans le même jour : on donnera en outre la boisson suivante :

CLIX.

Eau de veau chicoracée. . . . une pinte.
Sel Glauber. . . . . deux gros.
Et si les lavemens n'opèrent pas, on ajoutera :
Emétique. . . . . un grain.
On alternera avec la tisanne n°. 41. Il faut du calme dans l'appartement ; et comme la transpiration ne se prononce pas et qu'elle est très-nécessaire, on envelop-pera les pieds et les jambes de serviettes

chaudes ; on en couvrira également la poitrine.

CLX.

Un malade soumis depuis trois jours à l'usage de beaucoup de tisannes douces, est quelquefois frappé du caprice d'un mets de fantaisie ; ce cri de l'estomac est d'un bon augure ; cette fantaisie satisfaite, le malade est guéri ou près de l'être, parce que l'organe de la digestion vient de reprendre son jeu de contractibilité.

Quatrième jour.

CLXI.

Les évacuations n'ayant pas lieu le quatrième jour d'une fièvre humorale inflammatoire, cette fièvre devient putride ; tous les symptômes des premiers jours se développent ; le malade se tourmente ; la tête se perd ; la peau devient chaude et aride.

CLXII.

Nous proposons les bains chauds le quatrième jour d'une fièvre inflammatoire, quand les saignées, les sangsues, les fondans, les lavemens, n'ont pas fait obtenir les évacuations, et que le bas-ventre est tuméfié et d'ardente chaleur; parce qu'il est de déplorable exemple que le cinquième ou le sixième jour est le dernier du malade.

CLXIII.

Le nombre des bains et le temps que doit y rester un malade, chez lequel il est urgent d'obtenir une détente, sont subordonnés à ses forces; le médecin doit présider à chacun d'eux, tant pour veiller aux résultats, que pour surveiller la chaleur des bains, des peignoirs et du lit dans lequel on reporte le malade; on lui enveloppera, de plus, les pieds et les jambes de serviettes chaudes.

CLXIV.

Le quatrième jour d'une fièvre inflammatoire putride, lorsque les évacuations ne seront pas assez considérables, on ajoutera dans la tisanne de veau chicoracée émétisée:

Tamarin. . . . . une once.

CLXV.

Pour exciter le malade à boire, alors qu'on le soumet aux eaux de veaux purgatives, on lui prodiguera les quartiers d'oranges, les confitures, et tout ce que porte le n°. CXIV.

CLXVI.

La potion suivante est nécessaire, autant pour aider aux évacuations que pour tempérer, lorsque les tisannes fondantes et purgatives opèrent peu:

Eau de tilleul. . . . . } deux onces
—de fleurs d'oranges distillées. } de chaque.
Sirop de guimauve. . . . . deux onces.
Liqueur minérale d'Hoffmann. . . un gros.
Kermès minéral. . . . . . . deux grains.

On peut si, la peau étant très-sèche, la fièvre n'était pas trop vive, ajouter à la potion:

Huile d'amandes douces.. . . deux onces.

CLXVII.

A l'époque du quatrième ou cinquième jour d'une fièvre putride, inflammatoire; dont les accidens augmentent, les bronches quelquefois se tapissent d'une humeur muqueuse, épaisse, que nous distinguons sous la dénomination de catarrhe bronchique, qui donne une espèce de râle; le point de côté augmente, et le malade est frappé de crises fréquentes de suffocations.

CLXVIII.

Dans les catarrhes bronchiques, il faut provoquer les expectorations; il faut joindre les incisifs aux toniques, parce que l'accident est déterminé par le manque d'élasticité.

Cinquième jour.

CLXIX.

Les évacuations, au cinquième jour d'une fièvre inflammatoire putride, n'étant pas relatives à ce qu'on a droit d'attendre, la tension de la fibre reste à-peu-près la même; on continuera l'eau de veau aiguisée, et pour alterner, on donnera une tisanne de chiendent émultionnée avec l'eau de fleurs d'oranges; on fera des fomentations émollientes sur le bas-ventre ; on continuera les lavemens, tantôt émolliens, tantôt narcotiques et huileux. Les tisannes de fantaisie seront accordées seulement pour ne pas rebuter le malade; car les deux tisannes principales peuvent seules procurer la détente; on appliquera à chaque jambe un vésicatoire, qu'on recouvrira d'un cataplasme si on est pressé de le voir opérer. On continuera toujours la potion au kermès minéral.

CLXX.

Le quinquina n'est pas nécessaire dans les fièvres humorales, putrides, inflammatoires; dans tous les degrés de complication, nous osons ajouter qu'il n'est pas l'antidote unique, déterminé et certain des fièvres, en général.

Sixième jour.

CLXXI.

Dans le cas où le sixième jour d'une fièvre putride, inflammatoire, se passerait sans évacuations assez abondantes, on ajouterait un deuxième grain d'émétique dans l'eau de veau aiguisée; on mettrait deux cuillerées à bouche de la potion huileuse kermès dans chaque lavement; on continue avec persévérence les doses de cette même potion qu'il faut encore rapprocher, dans laquelle on aura ajouté une once d'oximel silitique.

CLXXII.

Quand la chaleur est excessive dans les crises de maladies inflammatoires, dans tous les cas où les huiles sont reconnues nécessaires, on les remplacera par la dissolution de gomme arabique, parce qu'alors que les évacuations n'ont pas lieu, les huiles acquièrent un caractère de rancidité qui nuit à la détente, si nécessaire à obtenir.

CLXXIII.

La potion au kermès minéral, d'ailleurs très-utile dans les affections catarrhales, convient, en général, pour inciser les humeurs, augmenter les évacuations alvines dans les fièvres humorales putrides; et dans ce cas-ci elle convient encore contre l'affection bronchique, qui ne peut être passée, depuis le troisième jour du développement.

CLXXIV.

On entretient les vésicatoires avec du beurre étendu sur de la poirée, qu'on peut amalgamer avec la pommade épispatique au garou; mais pour favoriser l'effet qu'on veut obtenir, il faut couvrir la première feuille qui est chargée de l'amalgame d'une deuxième chargée de beurre, laquelle sera encore recouverte d'une troisième feuille nue ; ce pansement, en entretenant les parties dans un relâchement semblable à celui qui résulte de l'application d'un cataplasme émollient, n'en offre pas les inconvéniens.

Septième jour.

CLXXV.

Au septième jour d'une fièvre putride, inflammatoire, les accidens cèdent assez ordinairement quand on a suivi la marche que nous indiquons; les bouillons coupés remplaceront quelques verres de tisannes purgatives, qu'il faut encore donner selon la nature des déjections; on peut aussi permettre une première petite tasse de bouillon non coupé ; on retranche l'émétique ; on veille à l'entretien des vésicatoires; on garde les boissons de fantaisie; on donne encore un ou deux lavemens de pariétaire.

Huitième jour.

CLXXVI.

Les évacuations, le huitième jour d'une fièvre humorale, putride, inflammatoire, sont bonnes, et la fièvre est moindre; le sommeil plus calme; la faiblesse est apparente au malade.

CLXXVII.

La diète trop sévère, à la suite des maladies, même pendant leur durée quand elles sont longues, est pernicieuse.

CLXXVIII.

On donne, le huitième jour, de trois heures en trois heures, une petite tasse de bouillon pur; on supprime un des vésicatoires, ou on les cerne tous les deux. La potion suivante remplace celle au kermès minéral :

Eau de chardon béni, — de cerise noire, — de mélisse simple, — de fleurs d'orange,	distillée, deux onces de chaque.
Sirop de Stœchas, — de Capilaire,	deux onces de chaque.

Eau de mélisse spiritueuse. . . une once, pour en prendre une ou deux cuillerées, d'heure en heure.

Neuvième et dixième jour.

CLXXIX.

Assez ordinairement le malade affecté de fièvre putride, inflammatoire, à l'époque du neuvième jour, n'a plus besoin que de restituer ses forces, les bouillons un peu plus grands, une petite soupe, un peu de vin pur, la potion cordiale, y contribueront. On fait sécher les vésicatoires, et pour boissons, celles de fantaisie seulement.

CLXXX.

Un malade qui vient de subir un traitement de dix jours, à l'occasion d'une fièvre putride inflammatoire, n'est pas épuisée comme celui qui aurait été retenu vingt-un jours ou environ; en conséquence, il n'aura presque pas de convalescence, et au moyen d'un régime méthodiquement suivi, et de ses boissons de fantaisie, la cure est faite.

CLXXXI.

Dans beaucoup de cas, à la suite des maladies humorales, putrides, inflamatoires, nous ne prescrivons pas les médecines qu'on est dans l'usage d'accorder; parce qu'elles ne sont pas d'une expresse nécessité, nous les conseillons toujours en vertu du besoin, et non par forme. En effet, les évacuations résultantes de notre traitement, suffisent pour le plus souvent.

CAS ACCIDENTELS.

CLXXXII.

Si après la détente opérée par les tisannes

aiguisées, administrées dans les maladies humorales, putrides, inflamatoires, il survenait un dévoiement, il aurait, pour cause, l'inflammation, l'irritation ou l'atonie du canal intestinal, il survient encore à l'occasion de la débilité de l'estomac. Nous disons en passant, que ces accidens ne peuvent avoir lieu qu'autant que la maladie aurait été longue, ou mal prise.

CLXXXIII.

Quand le dévoiement est la conséquence de l'inflammation du canal intestinal, le ventre est sensible au toucher, les déjections sont noirâtres, sanguinolentes et en grumeleaux. On donne alors :

CLXXXIV.

Dans une pinte d'eau bouillante, faites infuser et dissoudre :

Feuilles d'oranges. . . . . . six
Gomme arabique. . . . . . deux gros.
Vous y ajouterez :
Sirop de guimauve.. trois ou quatre onces.
Eau de fleurs d'orange distillée. . une once.

Liqueur minérale d'Hoffmann... deux gros.

On mettra six à huit sangsues à la marge de l'anus, sans avoir égard au degré de la maladie primitive.

CLXXXV.

Si le dévoiement est causé par l'irritation du canal intestinal, le pouls est irrité d'une manière toute particulière; les déjections sont jaunes, dans des quantités irrégulières; elles sont aussi quelquefois sanguinolentes. On donne :

CLXXXVI.

Dans une pinte d'eau, faites bouillir :

Fleurs de coquelicot lavées à l'eau chaude, une pincée. Son de froment, *idem.*, une cuillerée.

Vous coupez cette tisanne, étant sucrée et très-chaude, avec partie égale de lait froid. Sur chaque tasse, on ajoute :

Eau de fleurs d'orange distillée, une cuillerée à café.

CLXXXVII.

Le dévoiement, qui est occasionné par

l'atonie du canal intestinal, est suivi de faiblesses prolongées; le malade, comme dans tous les autres dévoiemens, n'a pas d'appétit; les déjections sont jaunes, verdâtres et glutineuses. On donne :

CLXXXVIII.

Dans une pinte d'eau, faites bouillir :
Mie de pain rassis. . . . . . quatre onces.
Corne de cerf, raclée. . . . . une once.
L'on passe avec expression, et l'on ajoute :
Gomme arabique. . . . . deux gros.
Eau de fleurs d'orange distillée . une once.
Idem. de mélisse spiritueuse . . une once.
Sucre . . . . trois onces.
Le matin.—Magnésie anglaise. demi-gros.

CLXXXIX.

Lorsque la débilité de l'estomac occasionne le dévoiement, tout ce qu'on présente au malade lui répugne; il ne reprend pas de forces; ses déjections sont pâles, mêlées de grumeleaux blancs; elles sont très-glutineuses, et d'une odeur fétide. On donne, dans les vingt-quatre heures :

Sucre candit. . . . . souvent.
Lavemens froids (demi). . . . . . quatre.
Bouillon froid sucré. . . . . six.

Indépendamment de tout ce que nous prescrivons pour toutes les espèces de dévoiemens, on donne le soir :

Diascordium. . . . . un demi-gros.

CXC.

Le système nerveux étant toujours irrité dans toutes les espèces de dévoiemens, l'hoffmann ou laudanum liquide doit entrer dans toutes les potions qu'on donne pour les combattre. Nous la donnons cordiale, dans le cas de faiblesse organique provenant d'un flux dyssentérique, la voici :

Eau de chardon béni, } distillée, deux onces
— de cerise noire, } de chaque.
Gomme arabique. . . . . un gros.
Sirop de coing, } une once et demie
— de fleurs d'orange, } de chaque.
Liqueur minérale d'Hoffmann. deux gros.
Diascordium. . . . . deux gros.

Et, pour boisson, la décoction blanche n°. CLXXXVI et celle n°. CLXXXVIII :

pouvant s'accorder, on les donnera alternativement.

CXCI.

Lorsque la dyssenterie succède à une maladie chronique où la malignité s'est fait remarquer, on doit camphrer la potion.

CXCII.

Dans tous les cas de faiblesse organique et de flux dyssentérique dans tous ses degrés, les tisannes seront édulcorées avec le sucre pour ne pas user de sirops qui, par une coupable économie, se composent de substances laxatives.

CXCIII.

Dans aucune maladie, il ne faut jamais attrister l'estomac. Un antidote contre une maladie ne réussit pas toujours, quand il est reçu avec beaucoup de répugnance.

CXCIV.

Les organes s'affaiblissent dans les maladies longues : il faut savoir distinguer, chez les malades qui paraissent susceptibles, les caprices des goûts, afin de traverser les uns avec finesse, et satisfaire les autres avec une sage prévoyance.

CXCV.

La volonté de l'estomac varie selon les différens états de maladie, et demeure indépendante de la volonté du malade.

CXCVI.

De tous les organes qui entrent dans la composition du système animal, l'estomac et la matrice gardent seuls leur indépendance.

CXCVII.

L'indépendance de l'estomac se soutient tout le temps que dure la vie, pour l'entretien de toutes les parties du corps; celle de la matrice ne dure que le temps des transudations périodiques.

GRADATION DE LA DÉPRAVATION.

CXCVIII.

Les humeurs s'amassent, les humeurs se décomposent, les humeurs se dépravent.

CXCIX.

Avant de se dépraver, les humeurs, dans un état d'inertie, subissent un premier degré de ferment qui lacèrent le système capillaire.

CC.

Les humeurs inertes fermentent ; de la fermentation naît l'inflammation qui, en se développant, donne lieu au premier degré de la décomposition, et de là, à la putridité.

CCI.

Quand les symptômes inflammatoires d'irritabilité, exercent leur action plus de temps que ne le comportent les forces humaines, de l'atonie qui s'ensuit, il résulte un deuxième degré de décomposition.

CCII.

La décomposition des sucs qui font partie du système animal, devient le principe nécessaire du troisième degré de décomposition qui mène à l'infiltration.

CCIII.

Du premier degré de stagnation des humeurs, naissent les œdèmes; du second avec les œdêmes, les varices. Le développement de ces deux circonstances établit le principe de dissolution.

CCIV.

La dissolution des sucs est le dernier degré où l'homme arrive quand il s'éteint.

CONSIDÉRATIONS GÉNÉRALES.

CCV.

L'organe de la digestion affecté de spasme, est bientôt, comme nous l'avons déjà dit, interrompu dans l'exercice de ses fonctions.

CCVII.

Quelque soit la cause qui ait fait naître le spasme de l'estomac, il en résulte toujours un principe constituant de la plhétore humorale.

CCVIII.

Une fièvre humorale, inflammatoire, putride, lors même qu'après avoir passé par tous les degrés de complication, elle deviendroit pestilentielle, s'annonce par les symptômes de la plhétore humorale.

CCIX.

Une simple transpiration supprimée, un flux dyssentérique, une indigestion quelqu'en puisse être la cause, une perte sanguine, un régime irrégulier, donnent naissance aux symptômes de la phlëtore humorale.

CCX.

Une personne excessivement irritable, pour une très-petite cause morale, peut éprouver un dérangement dans le systême de la digestion : chez elle c'est encore le principe de la phlétore humorale qui va se développer.

CCXI.

L'estomac cesse de faire régulièrement ses fonctions digestives, pour cause d'irritabilité, pour cause d'inertie, et à cause de sa débilité.

CCXII.

L'irritabilité et l'inertie de l'estomac se prononcent également, soit que cet organe soit en état de vacuité ou en fonction digestive, il faut alors se reporter aux causes secondaires pour en juger le caractère; mais, dans tous les cas, c'est encore les symptômes de la plhétore humorale qui se prononcent.

CCXIII.

Quand les symptômes humoraux se manifestent à l'occasion de l'inertie de l'estomac, il faut donner les toniques ; quand c'est l'irritabilité qui l'a fait naître, les anti-spasmodiques, les incrassans, les échiques sont nécessaires. Les analeptiques se donnent avec succès, lorsque les symptômes humoraux se manifestent, à l'occasion de la débilité de l'estomac.

CCXIV.

L'estomac perd son jeu de contractibilité par l'usage inconsidéré des bains chauds, et des boissons chaudes, telles que le thé, les bouillons, l'eau chaude vinée aux repas, etc., ou par l'extrême, tel que les glaces, quand il fait chaud, et que la digestion n'est pas achevée, le régime irrégulier, ou trop léger, la tristesse, les veilles, les chagrins.

CCXV.

Le mauvais régime, les chagrins, toutes les affections morales, etc., donnent naissance aux faiblesses organiques, aux fleurs blanches, à l'augmentation des transudations périodiques des femmes réglées, ou éloignent le retour de ces mêmes transudations. Les femmes, dans ce cas, sont irrégulièrement réglées.

CCXVI.

Le médecin doit veiller avec l'attention la

mieux soutenue, pour conserver à l'estomac tout le ressort dont il a besoin, afin de lui en restituer lorsqu'il lui en manque.

CCXVII.

L'estomac se léze par l'usage continué de tout ce qui peut ralentir son action, quand il y a indication pour en user; il faut être attentif pour reconnaître le moment de la contre-indication, à l'effet de modifier à temps l'antidote contraire, dont on a été forcé de faire usage.

Un exemple, ici, n'est peut-être pas hors de saison; nous allons le prendre dans le cas le plus simple :

CCXVIII.

Les acides, et tous les astringens, sont contraires à l'estomac, en ce qu'ils agissent sans cesse pour lui ravir son action; les narcotiques peuvent aussi atténuer pour un temps son effet contractil; il faut en user avec la conscience des résultats, pour revenir à temps aux moyens de lui permettre de faire ses fonctions digestives.

CCXIX.

Il faut toujours apprécier d'avance l'effet d'un antidote, sur le temps qu'on doit en user, afin de ne pas être surpris par un résultat opposé à celui qu'on prétend obtenir.

CCXX.

La dépravation des humeurs, quelle qu'en soit la cause, se manifeste par les varices, les vergetures à la peau, les hémorroïdes, les hernies, l'augmentation des transudations périodiques, les fleurs blanches, la perte d'appétit, les faiblesses organiques, les faiblesses dans tout le système articulaire, etc.

CCXXI.

L'abus des rafraîchissans, des bains chauds, des saignées, des sangsues, des lavemens, des boissons bues chaudes, détruit successivement l'élasticité musculaire: une fois détruite ou seulement suspendue, l'équilibre entre les fluides et les solides n'a plus lieu. Cet équilibre étant nécessaire à la marche régulière de la lymphe, sa disparition donne lieu à la stagnation lymphatique ; la lymphe en stagnation irrite les parties qui la recèlent, d'où vient la chaleur de ces mêmes parties ; et l'inflammation qui s'ensuit plus ou moins, selon l'élasticité encore existante, donne lieu à plus d'une méprise dangereuse sur le véritable caractère de la plhétore.

CCXXII.

On fait toujours bien, quand on le peut, de soutenir la vigueur de la santé, ou de la rappeler quand elle manque ou qu'elle est faible, par un régime approprié, plutôt que pharmaceutiquement.

CCXXIII.

L'irritabilité est plus considérable, selon que le sujet est plus susceptible et plus facile à se monter l'imagination, toutes les affections étant sous la dépendance de l'éducation physique et morale ; il n'est pas toujours loisible aux malades de les empêcher : le médecin qui le juge ne doit pas négliger l'application de la médecine philosophique et morale.

CCXXIV.

Il faut que tout ce que conseille un médecin à une personne affectée des nerfs, lui soit agréable au goût et à l'esprit.

CCXXV.

La médecine des petits enfans doit être toute anti-spasmodique, à cause de l'excessive sensibilité des nerfs; pour cette raison, on doit rarement les forcer à prendre ce qui leur répugne.

CCXXVI.

La plhétore sanguine se manifeste accidentellement chez un sujet bilieux, lymphatique, ou qui abonde en sérosité par le principe de la fermentation humorale, et, encore, parce que l'élasticité de la fibre cesse d'avoir lieu.

CCXXVII.

Quand l'effet de la contractibilité fibreuse cesse d'avoir lieu, le mouvement de la lymphe se ralentit.

CCXXVIII.

Le ralentissement de la lymphe, ou son assoupissement, dans les vaisseaux capillaires, donne naissance aux obstructions de ces mêmes vaisseaux capillaires.

CCXXIX.

Les obstructions capillaires sont séches; humides ou inflammatoires; quand elles sont séches, la peau devient farineuse, sans offrir de caractéres dangereux.

CCXXX.

Les obstructions capillaires, humides, sont déjà plus fâcheuses, en ce qu'elles donnent naissance aux engourdissemens, aux douleurs, et quelquefois, à cause de la distraction des vies, aux faiblesses organiques; elles donnent encore lieu à des crises de maladies occasionnées par la métastase : c'est pourquoi il est nécessaire de s'assurer de la nature des principes étrangers, afin de les détruire, quand ils sont malfaisans.

CCXXXI.

Les obstructions capillaires, inflammatoires, donnent naissance aux dartres, aux érésypéles, aux tumeurs plhégmoneuses.

CCXXXII.

Les obstructions capillaires, causées par le ralentissement de la lymphe, n'étant souvent que locales, peuvent se guérir sans danger par l'usage des répercussifs ; il n'y a d'expresse exception, que pour celles qui naissent à la suite d'une maladie contagieuse.

CCXXXIII.

L'existence des obstructions capillaires en général, décèlent un principe de dépravation ; l'antidote se rençontre dans les anti-scorbutiques : on fait bien de les amalgamer avec ce que l'art indique pour combattre et détruire la cause éloignée.

CCXXXIV.

Rien de plus contraire à toutes les maladies

capillaires, cutanées, que les délayans, les rafraîchissemens, les astringens.

CCXXXV.

La dépravation des humeurs donne naissance aux infiltrations, lesquelles se manifestent plus particulièrement, à la suite des maladies chroniques, dont la convalescence a été longue, et, surtout, lorsqu'on aura soumis le malade à une diète trés-prolongée.

CCXXXVI.

Pour activer le mouvement de la lymphe ralenti, la peau étant encore dans un bon état d'élasticité, les frictions sèches et aromatiques sont nécessaires : on doit encore conseiller le régime analeptique.

CCXXXVII.

Dans les pays méridionaux, les bains froids, les lotions aromatiques, sont nécessaires pour restituer le ton que les grandes transpirations ont fait perdre au systéme fibreux; dans les pays septentrionaux, au contraire, les bains chauds et les bains de vapeurs conviennent pour rappeler la souplesse nécessaire aux parties frappées d'éréthisme, à cause du manque de transpiration.

CCXXXVIII.

La répercussion de la transpiration subite est suffoquante et mortelle, dans les pays septentrionaux ; il faut promptement la rappeler par les frictions sèches, dans une chambre trés-chaude. Les bains chauds et entiers sont indispensables ; et aux boissons vulnéraires, qu'il faut viner, sucrer et boire chaudement et à des doses rapprochées, il faut ajouter les narcotiques acidulés, pour s'opposer au principe de fermentation qui peut se développer.

CCXXXIX.

Aprés les frictions sèches, et pendant que le malade est dans le bain, duquel on le reléve de temps en temps, sans l'en retirer, on fait une lotion sur son corps, avec une éponge imbue d'un anti-pestilentiel composé d'esprit de vin aromatique, dans lequel on ajoute le camphre et l'alkali volatil.

CCXL.

Les frissons qui surviennent après une transpiration supprimée, lors même qu'on en aurait obtenu le retour, sont précurseurs d'une fièvre maligne, susceptible de prendre un caractère pestilentiel qui, lorsqu'elle frappe un sujet des pays septentrionaux, l'enlève dans les trente heures. Nous ne connaissons pas de moyens plus énergiques, pour éviter ce coup fatal, que notre avis des n.os CCXXXIX et CCXL : il est applicable dans tous les pays.

SUR LA PETITE VÉROLE.

CCXLI.

On doit adoucir toutes les humeurs susceptibles d'acrimonie, les neutraliser, les fondre, et les évacuer.

CCXLII.

Les humeurs qui constituent les pustules

varioliques, deviennent âcres et corrosives, par leur stagnation dans le tissu de la peau.

CCXLIII.

Il convient d'administrer le traitement des fièvres inflammatoires putrides, aux personnes frappées de la petite vérole.

CCXLIV.

Les bains de jambes, dans l'eau chaude, six à huit fois dans les vingt-quatre heures, pendant cinq jours, puis les envelopper de serviettes chaudes chaque fois, sont des soins absolument nécessaires, pour que le traitement de la petite vérole soit toujours suivi d'un succès absolu.

CCXLV.

Au traitement indiqué pour combattre les effets de la petite vérole, chez une personne du second âge, on doit, de bonne heure, ajouter les vésicatoires.

CCXLVI.

Les pustules varioliques qui se fixent aux

organes de la vue, de l'ouïe, et de l'odorat, n'y causent de ravages, que parce que les sucs qui les constituent sont âcres et corrosifs.

CCXLVII.

Les sucs qui constituent les pustules varioliques, s'adoucissent par l'usage des anti-putrides aiguisés.

CCXLVIII.

Lorsque le tissu de la peau est trop serré chez une personne frappée d'une crise variolique, l'éruption se fait difficilement.

CCXLIX.

Lorsque l'éruption variolique se fait difficilement, la peau déjà enflammée, s'enflamme encore; la fièvre augmente; l'irritation se développe; toutes les évacuations se suppriment; la cure, si elle n'est impossible, devient bien douteuse.

CCL.

Une fois que l'on sera d'accord sur les

suites d'une éruption tardive, à cause de la texture de la peau, on sentira la nécessité d'un précepte général, et, d'autant plus que la variole peut être considérée comme très-dangereuse, lorsqu'elle frappe une personne déjà avancée en âge.

CCLI.

On relâche le tissu de la peau d'une personne frappée de la petite vérole, par les bains chauds et entiers, la saignée, les sangsues, les délayans, les lavemens, la diète, l'application des anti-putrides, par les raisons déclinées au n°. CCXLII. Ils servent à aider la crise.

CCLII.

La transpiration est d'urgence dans les crises de la variole ; mais on ne l'obtient qu'après la détente, qu'on doit provoquer dès l'invasion de la maladie.

CCLIII.

Les bains de jambes, conseillés aux enfans affectés de la petite vérole pour opérer une dérivation humorale, seront remplacés par les bains entiers et chauds lorsque cette maladie frappera des personnes du second et du troisième âge, surtout quand on remarquera beaucoup de chaleur et de tension à la peau, que la fièvre sera ardente, et que les évacuations résistent aux lavemens émolliens, etc.

CCLIV.

Le temps que doit rester un malade dans l'eau chaude, soit que son bain soit entier, ou seulement borné aux jambes, est subordonné à ses forces et aux effets que l'on en retire.

CCLV.

Il faut reconnaître de bien bonne heure les symptômes de la variole, pour l'administration des secours propres à acquérir la détente de la peau, l'adoucissement et la fonte des humeurs.

CCLVI.

Le mal de tête est un des premiers symptômes de la petite vérole; il est accompagné de maux de cœur et d'envies de vomir ; il y a aussi de la fièvre. Ces mêmes accidens étant communs à plusieurs maladies, il faut inspecter la poitrine après huit à dix heures ; on doit y reconnaître quelques ondulations, des taches rouges, et aussi des petits boutons.

CCLVII.

La détente de la peau d'une personne atteinte de la petite vérole, doit s'obtenir dans les trente heures, ou environ : autrement le succès est douteux.

CCLVIII.

La crise d'une variole contre laquelle les moyens de détentes ont été suivis, avec les anti-putrides plus ou moins aiguisés, n'a que six à huit jours de période.

CCLIX.

Les personnes affectées de la petite vérole, n'en seront pas marquées si on a obtenu une dérivation des humeurs pustuleuses vers les extrémités inférieures, et opéré, par les boissons fondantes et acidulées, la neutralisation et l'évacuation des matières alkalines, contenues dans les premières voies et dans le tube intestinal.

CCLX.

Les effets de la variole, considérés comme affection nerveuse, exigent l'emploi des calmans et des narcotiques; parce que la cure de toutes les maladies est toujours retardée, et quelquefois impossible, à cause de l'irritabilité.

CCLXI.

On provoque la petite vérole par l'inoculation, on l'évite par la vaccination.

DE LA GÉNÉRATION.

CCLXII.

Il faut examiner l'organisation des corps pour se rendre raison de leurs différentes fonctions.

CCLXIII.

Sur la connaissance de l'organisation des

corps et des substances qui les composent ; obtenu par l'analyse et la comparaison, l'on peut établir un système d'induction.

CCLXIV.

Tout système autorise et provoque même les contestations.

CCLXV.

Contester et débattre un système, c'est travailler au développement de la science ou de l'art qu'il embrasse.

CCLXVI.

Il faut nécessairement, pour arriver à la connaissance de l'organisation des corps et des substances dont on veut déterminer les fonctions, les envisager par rapport à leur figure, en général et en particulier ; c'est-à-dire qu'après les avoir considérés dans leur ensemble, il faut encore s'assurer si dans leurs parties il n'existe pas de mode, de condition qui assigne à chacune d'elles un usage d'ordre particulier.

*

DES PARTIES DE LA FEMME QUI ONT QUELQUES FONCTIONS A REMPLIR DANS L'ŒUVRE DE LA GÉNÉRATION.

CCLXVII.

Les parties de la femme qui ont quelques fonctions à remplir dans l'œuvre important de la génération, se distinguent en *actives*, en *passives* et en *intermédiaires*.

CCLXVIII.

Les plus importantes des parties de la femme qui concourent à l'œuvre de la génération, se nomment *organes*.

CCLXIX.

Les organes vésiculaires, les trompes de fallope et la matrice, sont les seules parties de la femme qui aient quelques fonctions à remplir dans l'œuvre de la génération.

CCLXX.

Les organes vésiculaires sont les parties actives; la matrice est la partie passive ; et les trompes de fallope sont les parties intermédiaires de la génération.

CCLXXI.

Sans organes vésiculaires, une femme ne peut concevoir.

DES ORGANES VÉSICULAIRES.

CCLXXII.

Les organes vésiculaires sont deux corps oblongs, P, perpendiculairement sur leur largeur, derrière la partie moyenne des trompes de fallope et sur les côtés de la matrice. Ils contiennent les vésicules destinées à produire des individus; mais qui n'ont de caractère qu'aprés que le principe odorant du sperme y a été porté par les trompes de fallope. Les organes vésiculaires se prolongent par une substance fibro-ligamenteuse vers les angles supérieurs de la matrice I; ils sont fixés d'une part à ces angles, et de l'autre part à l'un des appendices du pavillon des trompes de fallope; ils sont recouverts, ainsi que les trompes et la matrice, et comme enfermés par un repli du péritoine ; ce repli, dont les bords flottent latéralement, a été pris par les anatomistes pour un composé de substances ligamenteuses.

DES TROMPES DE FALLOPE.

CCLXXIII.

Les trompes de fallope sont deux canaux membrano-fibro-vasculeux, irréguliers dans leur diamétre, susceptibles d'une contraction combinée ; elles prennent naissance aux angles supérieurs de la matrice I, et se rendent, en serpentant, dans le diamétre transversal du petit bassin; leur étendue est de trois à quatre travers de doigt; ce sont les parties intermédiaires de la génération ; elles servent au passage du principe fécondant qui se rend aux organes vésiculaires, et pour l'apport du principe fécondé dans la capacité utérine (1).

---

(1) Notre planche, purement indicative, n'est pas assez bien figurée pour rendre fidèlement l'image des parties dont nous parlons : nos lecteurs y suppléeront au moyen de leurs connaissances anatomiques.

CCLXXIV.

Aux trompes de fallope on distingue, d'après les divisions nouvelles que nous en faisons, les pavillons O, les orifices attracteurs N, les conques M, le cou L, le corps K, et le tube I, qui se termine en pénétrant dans l'épaisseur de la matrice, lieu de son orifice du tube utérin *a*.

CCLXXV.

Lés pavillons des trompes de fallope, situés à leurs extrémités externes ou flottantes, se composent d'appendices charnues, connues sous le nom de *franges;* une d'elles est fixée à l'organe vésiculaire: toutes jouissent d'une contractilité qui favorise le cramponnement nécessaire de la trompe sur ledit organe pour l'attraction de la vésicule après sa fécondation.

CCLXXVI.

A chacune des trompes de fallope on remarque deux orifices N et *a*; l'une, externe, est l'orifice attracteur; l'autre, interne, est l'orifice du tube utérin.

CCLXXVII.

L'orifice attracteur des trompes de fallope est situé au milieu des franges qui constituent son pavillon : l'orifice interne, ou du tube utérin, se rencontre à l'angle supérieur de la matrice dans sa capacité.

CCLXXVIII.

La conque est l'intérieur de la partie recourbée M, de la trompe de fallope, et qui se continue jusqu'au lieu où elle se resserre, que nous nommons le *cou.*

CCLXXIX.

Le cou de la trompe de fallope est cette partie resserrée L, que l'on remarque entre la pointe de la conque et la partie ovoïde, que nous nommons *corps de la trompe.*

CCLXXX.

Le corps de la trompe de fallope est cette partie de figure ovoïde K, qui existe près de l'angle supérieur de la matrice.

CCLXXXI.

Le tube utérin des trompes de fallope est cette partie de la trompe qui s'étend depuis ce que nous nommons le corps jusque dans sa capacité.

DE LA MATRICE.

CCLXXXII.

La matrice est la dernière partie de la génération et la première de l'accouchement ; passive pendant tout le temps de la gestation, elle devient active par l'expulsion du produit de la conception. Sous le rapport de son indispensable utilité, la matrice est un des principaux organes de la génération.

CCLXXXIII.

Toutes les parties qui, sans être nécessaires à la génération, sont néanmoins particulières à la femme, en même temps qu'elles assignent le sexe, sont des parties d'accouchement.

CCLXXXIV.

La nature a un but toujours déterminé; les parties d'accouchement dures et molles, par suite d'une prévoyance sur un calcul tout fait, étaient prévues par privilége sur les autres parties du corps; parce qu'elles sont chargées de remplir des fonctions à une époque éloignée.

CCLXXXV.

Si le bassin de la femme était le même que celui de l'homme; si les parties sexuelles n'étaient pas autant élastiques qu'elles le sont, la femme étant stérile par ces causes ou autres, ne s'aperçevrait pas de ces vices de conformation: donc les conditions qui se rencontrent dans toutes les parties d'accouchement, étaient nécessairement prévues; donc elles l'ont été par privilége, non par l'effet de la méditation, mais par la conséquence d'un calcul parfait et tout fait.

CCLXXXVI.

Extérieurement considérée, la matrice,

chez une femme qui n'a pas eu d'enfant, comporte à-peu-près trois pouces de hauteur, deux de largeur et un d'épaisseur; sa figure est celle d'une poire applatie dont la queue serait en bas; on y distingue deux faces, l'une antérieure, l'autre postérieure; trois bords, dont deux divergens de bas en haut et sur les côtés, et un troisième supérieur, composant son fond; trois angles, dont un inférieur, plongé dans le vagin; deux sur les côtés, formant les angles supérieurs de la matrice.

CCLXXXVII.

La matrice se divise en corps, en fond, en cou et en orifice; le corps prend de ses angles latéraux en descendant jusques-là où elle diminue de volume: c'est à ce point que commence le cou. Le fond commence également aux angles latéraux de la matrice; il en fait toute la partie supérieure. Le cou de la matrice est de l'étendue d'un pouce, dont la moitié est accessible au toucher par le vagin; l'ouverture qu'on y remarque un peu postérieurement est transversale, et se nomme *museau de tanche* F; il se rencontre à la partie inférieure et un peu postérieure du cou de la matrice: l'extrémité opposée du cou répond dans l'intérieur de la matrice, c'est l'orifice interne E. Deux autres orifices existent encore dans l'intérieur de la cavité utérine, ce sont les orifices des tubes utérins *a*.

CCLXXXVIII.

La matrice, chez une femme qui n'a pas eu d'enfant, peut contenir seulement une grosse aveline à peu près.

CCLXXXIX.

Pendant son accroissement, causé par la grossesse, la matrice, dont le tissu est vasculeux et membraneux, acquiert un caractère musculeux, qu'elle semble perdre en revenant sur elle-même après l'accouchement.

CCXC.

Une femme malade peut avoir la matrice en état de santé; mais une matrice malade met une femme en danger de la mort.

CCXCI.

La matrice, greffée sur le vagin, n'en tire pas toute sa puissance : elle ne la tire pas non plus des sucs qui lui sont transmis; son existence lui est toute particulière, se suffisant à elle-même dans, à peu près, la moitié de sa vie; elle peut, pendant ce temps, vivre quelques momens sans la femme qui, de son côté, peut vivre sans elle.

CCXCII.

La vie particulière de la matrice commence quand la transudation périodique s'établit.

CCXCIII.

La matrice abandonne son indépendance en cessant de transuder le flux périodique.

CCXCIV.

L'épaisseur de la paroi de la matrice AAA ne diminue pas en proportion de son développement, pendant son accroissement; à l'occasion de la grossesse; parce que toutes ses parties s'accroissent par degrés.

CCXCV.

La matrice ayant le privilége de réunir une force particulière dans chacun de ses points, est susceptible d'une action très-considérable.

CCXCVI.

Lorsqu'il s'agit de l'expulsion des corps qu'elle contient, la matrice combine ses mouvemens par la contraction de chacun de ces points; ces contractions, à mesure qu'elles se développent, sont interrompues par des repos alternés: c'est ce qui la fait triompher des résistances que lui opposent toutes les voies de l'accouchement, chacun de ses points exerçant en même temps sur son contenu une pression relative.

CCXCVII.

La situation de la matrice est telle, que son fond est en haut; son orifice externe ou vaginal en bas; sa face antérieure derrière la vessie; sa postérieure devant le rectum; son étendue, à toutes les époques de la vie, varie selon que la femme est grosse ou ne l'est pas ; elle varie encore selon les époques de la grossesse.

SYSTÊME.

CCXCVIII.

Chaque vésicule qui entre dans la composition des organes vésiculaires, est destinée à constituer un individu.

CCXCIX.

Les vésicules sont fécondées, avant d'être séparées de l'organe vésiculaire.

CCC.

La fécondation des vésicules s'opère par une émanation du produit spermatique.

CCCI.

Le produit spermatique se divise en principe aqueux, en principe coagulé et en principe exhalant ou odorant.

CCCII.

La partie aqueuse du produit spermatique

est le principe constitutif des eaux qui entourent le principe fécondé.

CCCIII.

La partie coagulée du produit spermatique sert à constituer les membranes qui contiennent les eaux pendant la gestation.

CCCIV.

Le principe exhalant ou odorant du produit spermatique est le principe fécondant.

CCCV.

Il n'existe pas de produit séminal chez la femme; le gluten qui a été pris pour tel, est le mucus que versent les glandes du vagin.

CCCVI.

Les trois principes qui font partie du produit spermatique, se séparent par l'effet d'un ferment qui sert à les élaborer, et leur imprime à chacun le caractère qu'ils doivent avoir.

CCCVII.

Le produit spermatique étant arrivé dans

la capacité utérine, il en émane un principe excessivement tenu, destiné à féconder, par l'intermédiaire des trompes de fallope, les vésicules qui entrent dans la composition des organes vésiculaires. Ce principe est l'atmosphère odorant.

CCCVIII.

Dans le principe émané du produit spermatique existe tout entier le principe fécondant.

CCCIX.

Les trompes de fallope, lors du passage du principe fécondant pour la fécondation des vésicules, sont vibrées délicieusement; l'orgasme qui en résulte (plus ou moins apparent à l'extérieur, selon le degré de la sensibilité de la femme), augmente encore au moment précis où les franges qui composent le pavillon des trompes, se groupent et se cramponnent sur les organes vésiculaires. Cet orgasme continue tout le temps que le principe émanant met à se répandre sur les vésicules.

CCCX.

Lorsque l'orifice attracteur s'applique sur l'organe vésiculaire, s'il n'embrasse pas positivement une des vésicules, il n'y a pas de fécondation.

CCCXI.

Les franges qui constituent le pavillon des trompes de fallope, ne se séparent des organes vésiculaires qu'après que la vésicule fécondée est parvenue dans la matrice.

CCCXII.

Que les vésicules soient ou non fécondées pendant le spasme charnel, le cramponnement des franges sur les organes vésiculaires est le même.

CCCXIII.

Le passage du principe fécondé dans les trompes de fallope, s'opère par un mouvement péristaltique, effet du principe attracteur qui fait passer la vésicule dans l'utérus.

CCCXIV.

Toutes les parties des trompes de fallope jouissent d'une élasticité et d'une contractilité par réciprocité les unes sur les autres, pour constituer le mouvement péristaltique rigoureusement nécessaire au passage du principe fécondé dans la matrice.

CCCXV.

Parvenu dans la capacité utérine, le principe fécondé se suffit à lui-même pour son accroissement jusqu'à l'implantation du cordon ombilical.

CCCXVI.

Le terme de l'implantation du cordon ombilical est indéterminé.

CCCXVII.

Le cœur, le cerveau et le foie, sont ébauchés avant le cordon ombilical.

CCCXVIII.

Le cordon ombilical dans le principe visible de son existence, figure, par son extrémité flottante, plusieurs filets en manière de chevelure.

CCCXIX.

Il y a affinité de substance entre la paroi interne de la matrice et la partie flottante du cordon ombilical.

CCCXX.

Si le cordon ombilical flotte long - temps avant de se fixer, il sera plus long.

CCCXXI.

Le cordon ombilical, déjà un peu long, et qui ne se greffe pas parce qu'il n'est pas attiré vers la paroi utérine, peut se nouer sur lui-même et se fixer ensuite. (Cause des nœuds sur le cordon.)

CCCXXII.

Le cordon ombilical se fixe toujours au point de la matrice où il touche; c'est pourquoi on rencontre le placenta tantôt vers son orifice, vers son fond ou vers l'un de ses côtés.

CCCXXIII.

Il existe un principe d'attraction entre toutes les substances qui sont organisées pour être en rapport mutuel.

CCCXXIV.

Il y a affinité de rapports entre le principe fécondant et les vésicules.

CCCXXV.

Les principes d'affinité réagissent des organes vésiculaires sur toutes les parties des trompes de fallope, de ces trompes sur la matrice, et réciproquement sur toutes les parties et sur tous les organes qui concourent à l'acte de la génération.

CCCXXVI.

Le cou des trompes de fallope se détend pendant que la conque se resserre pour le passage du principe fécondé.

CCCXXVII.

Le corps des trompes de fallope se resserre pendant que le tube utérin s'élargit.

CCCXXVIII.

Pendant le temps des contractions et des dilatations alternées des diverses parties des trompes de fallope, les femmes dont les passions sont vives, ressentent l'effet des impressions charnelles secondaires.

CCCXXIX.

Le principe émanant qui résulte de l'apport séminal dans la capacité utérine, ne parvenant pas toujours à l'une des trompes de fallope, et arrivant plus rarement encore aux deux trompes en même temps, ne peut pas féconder de vésicules.

CCCXXX.

Il entre dans le plan de la nature que le principe fécondé dans les organes vésiculaires, s'en détache bientôt pour être attiré dans la trompe de fallope, et porté de là dans la matrice.

CCCXXXI.

Le principe fécondé peut, par une cause

accidentelle, ne pas se séparer de l'organe vésiculaire ; il peut aussi échapper à la trompe de fallope, et tomber dans la capacité abdominale; il peut encore, étant parvenu dans la trompe, y rester.

CCCXXXII.

Lorsque le principe fécondé dans l'organe vésiculaire s'y trouve retenu (ce qui est extrêmement rare), .il s'y développe; c'est ce qui constitue la grossesse de l'organe vésiculaire.

CCCXXXIII.

Si le principe fécondé, au moment précis qu'il doit passer de l'orifice attracteur dans la trompe de fallope, échappe, alors il tombe dans le bas-ventre, s'y développe ; c'est ce qui constitue la grossesse abdominale (ce cas arrive très-rarement) : il est l'effet du relâchement anticipé du pavillon de la trompe de fallope, dont les fonctions sont d'embrasser fortement et très-intimement l'organe vésiculaire, tant que dure la vibration charnelle.

CCCXXXIV.

Quand une des trompes de fallope, au moment où elle recèle pour son passage dans la matrice le principe fécondé, se trouve interrompue, dans sa totalité ou sur un de ses points, dans le jeu de sa contractilité péristaltique (ce qui est on ne peut plus rare), le principe fécondé y demeure et s'y développe ; ce cas constitue la grossesse de la trompe de fallope.

CCCXXXV.

La grossesse de l'organe vésiculaire du bas-ventre et celle des trompes de fallope, se nomment *extra-utérines* ; elles sont toutes mortelles : la médecine ne peut ni les prévoir, ni les guérir, ni y remédier.

CCCXXXVI.

Le produit de la conception ailleurs que dans la capacité utérine, ne se développe que jusqu'à un certain point.

CCCXXXVII.

Une vésicule organique fécondée, retenue

dans l'organe vésiculaire, peut être interrompue dans l'ordre de son développement, s'y obstruer, et donner lieu à la maladie de cet organe.

CCCXXXVIII.

Le principe fécondé se trouve retenu dans l'organe vésiculaire, dans les trompes de fallope, ou tombe dans le bas-ventre, parce que la femme peut avoir des dispositions viciées dans les parties qui ont quelques fonctions à remplir pour l'œuvre de la génération, ou parce qu'elle peut, durant son état d'organes, au moment où il est le plus prononcé, avoir été frappée d'une surprise vive et forte, capable d'ébranler et d'interrompre l'action attractive, nécessaire pour le transport du principe fécondé dans la matrice.

CCCXXXIX.

Dans quelque lieu où le principe fécondé repose, il se forme un sac des parties environnantes : son développement augmente autant que l'élasticité des parties peut le permettre, et là le cordon ombilical se greffe comme dans la matrice.

CCCXL.

Si pendant la gestation extra-utérine, l'embryon ne reçoit que très peu de suc alimentaire, il peut se pétrifier dans le sac qui se forme pour son recelle, et y rester toute la vie de la femme. Ce phénomène aura lieu particulièrement quand le placenta n'ayant qu'une très-petite étendue, ne suffira pas à l'entretien dudit embryon. Alors le principe alimentaire s'obtient des concours de l'agent ombilical et du systême d'absorption.

CCCXLI.

Les trompes de fallope, plus étroites dans leur milieu et à leur insertion utérine, donnent lieu à l'élaboration du principe fécondé, par la pression graduée qu'il y éprouve pour parvenir dans la matrice.

Une femme, avec ou sans impression charnelle, devient enceinte d'un ou de plusieurs enfants, d'un enfant de couleur, d'un mulâtre, etc., etc., ou elle ne conçoit pas.

CCCXLII.

Une femme ne devient grosse que d'un enfant à-la-fois, parce que l'émanation du principe fécondant n'arrive que très-rarement aux deux trompes de fallope en même-tems, et encore parce que les deux orifices attracteurs des trompes de fallope ne s'adaptent pas souvent sur deux vésicules, une de chaque côté, en même-tems.

CCCXLIII.

Le principe fécondant, c'est-à-dire l'atmosphère odorant du principe spermatique, ne pénétrant pas avec régularité jusqu'aux organes vésiculaires, il n'y aura pas de vésicules de fécondées.

CCCXLIV.

Une femme devient enceinte de plusieurs enfants, par deux raisons majeures : la première, parce que les orifices des tubes utérins ouverts en même-tems, les trompes de fallope vibrées ensemble et au même dégré de force, donnent passage au principe fécondant; la deuxième, parce qu'une des trompes, en étendant son orifice attracteur sur les vésicules pendant le développement de l'orgasme, en embrasse plusieurs à-la-fois : ainsi, d'une part deux vésicules, une de chaque côté, peuvent être fécondées et conduites dans la matrice; et d'autre part, deux vésicules comprises sur l'orifice attracteur, étant fécondées, peuvent se suivre dans une des trompes, et parvenir dans l'uterus.

CCCXLV.

Une femme qui devient enceinte de trois ou quatre enfants et plus, a les orifices attracteurs des trompes de fallope, et les trompes elles-mêmes, d'une plus grande étendue que dans l'état général.

CCCXLVI.

C'est parce que le principe émané du produit spermatique est d'un caractère trés pénétrant, que la disposition des trompes est telle à pouvoir favoriser le passage de plusieurs vésicules, qu'une femme devient grosse de plusieurs enfants.

CCCXLVII.

Une femme peut concevoir sans ressentir l'effet des impressions charnelles, parce que la matrice jouissant d'une vie toute particulière et absolument indépendante (chez une femme en état de transsudation périodique), se suffit à elle-même. Elle passe par tous les degrés de spasme sans en transmettre d'impressions à la femme. C'est du système d'affinité entre les substances, que naissent les mouvements utérins, des trompes de fallope et des organes vésiculaires, sur lesquels se concentre, en dernier résultat, le principe fécondant.

CCCXLVIII.

Si une femme grosse meurt accidentellement, la matrice lui survit.

CCCXLIX.

Une femme dont les passions sont vives, est toujours en rapport d'orgasme avec la matrice.

CCCL.

La femme blanche enceinte des œuvres d'un négre, et la négresse enceinte de celles d'un blanc, accouchent d'un mulâtre; parce que le principe émané du produit spermatique pénètre d'une manière toute particulière la vésicule, qui dès-lors change absolument de nature, par l'union intime des principes fécondants et fécondés; c'est pourquoi l'individu qui en résulte, participe du pére et de la mère, et, au lieu d'être blanc ou noir, est mulâtre. C'est aussi la cause originelle des maladies héréditaires.

CCCLI.

Le premier jet des substances animales qui se constitue au moment précis que le principe odorant spermatique se répand dessus la vésicule qu'il organise et même à toutes les époques de la gestation, ne comporte pas en lui-même le foyer ni de la génération suivante, ni d'aucun sens, ni d'aucune partie du corps dont il est cependant le fondement.

CCCLII.

Le premier jet des substances animales se suffit à lui-même, jusqu'après son élaboration : alors se crée le second jet ; l'élaboration du premier et second détermine la création du troisième et ainsi de suite, jusqu'à ce que les parties nécessaires au développement général soient créées.

CCCLIII.

L'élaboration de chaque partie du principe constitué, n'est que relative ; car, à part, les organes nécessaires aux fonctions principales, toutes en particulier ne s'élaborent qu'après une ébauche générale.

CCCLIV.

Toute la nature dans son état d'entretien ou de renouvellement est un principe de création perpétuelle.

CCCLV.

Nous généralisons notre opinion sur les points de création : les végétaux, quelles que soient leurs espèces, ne comportent pas dans leurs graines le foyer nécessaire à la constitution des fleurs ou des fruits dont ils sont cependant le fondement; parce que le germe y contenu ne possède de puissance que pour la création et l'élaboration de la première tige, qui porte constamment le caractère originel. Arrivé à ce premier degré de développement, il se fait une nouvelle élaboration pour le second degré. Les deux premiers déterminent la création du troisième, et de suite en suite, jusqu'au développement des substances qui s'établissent pour le complément des principes de la chose.

CCCLVI.

Quand les parties nécessaires au développement général sont créées, le cordon ombilical se crée; l'embryon alors ébauché se suffit encore à lui-même; et jusqu'à ce que le cordon ombilical soit implanté, il ne reçoit de secours alimentaire que par l'absorption.

CCCLVII.

Les vésicules sont organisées pour constitüer des individus; placées l'une à côté de l'autre, elles contiennent chacune en particulier, ce que nous appellons le chaos d'un mâle ou le chaos d'une femelle. C'est pourquoi un homme n'est pas passible du sexe des enfants de sa femme, et qu'il aura des garçons avec une femme, et des filles avec une autre.

CCCLVIII.

Le principe fécondant est nul en quelque lieu qu'il soit, s'il ne parvient aux organes vésiculaires.

CCCLIX.

Une quantité déterminée du produit spermatique, ne suffit pas toujours pour favoriser le systême de la fécondation ; parce que la puissance vivifiante ou fécondante ne se rencontre que dans le caractère pénétrant de l'atmosphère odorant du sperme.

CCCLX.

Le chaos qui vient de recevoir, par la présence du principe fécondant, celui de son organisation, est en parité de substance et d'affinité avec toutes les parties qui ont quelques fonctions à remplir dans l'œuvre de la génération.

CCCLXI.

Un principe fécondé en état d'organisation, interrompu dans la crise de son développement, quelle qu'en soit la cause, recevra un développement vicieux; c'est ce qui donne naissance à toutes les espéces de difformités et même de monstruosités.

CCCLXII.

Un principe fécondé, interrompu de bonne heure dans la crise de son développement, perd bientôt l'ordre des figures qu'il doit avoir : toutes étant alors confondues, et continuant à se développer, il en résulte une môle.

CCCLXIII.

Il y a affinité de rapports entre les principes fécondans et les principes fécondés, dans quelques animaux d'espèces différentes.

CCCLXIV.

Il n'y a pas d'affinité de rapports entre les

principes fécondans et les principes fécondés de l'homme et de la femme, avec aucune espèce d'animaux.

CCCLXV.

Les monstres n'engendrent pas, parce qu'ils sont sans affinité de rapports avec quoi que ce soit.

CCCLXVI.

Un principe fécondé, parvenu dans la matrice, et qui a reçu l'ordre de son organisation, est un principe constitué.

CCCLXVII.

Le principe fécondé dans la matrice depuis huit jours, s'il s'en échappe accidentellement par l'effet d'une impression vive, représente un œuf sans coquille. (*Observation.*)

CCCLXVIII.

Les images externes s'impriment sur la vésicule organisée spontanément ou progressivement pour en faire partie, ou pour s'en approprier la figure; cette impulsion, donnée à la matière, prouve que les divers degrés de monstruosité, attribués à des passions criminelles, ne sont autres que l'effet des surprises vives, ou des contemplations soutenues.

CCCLXIX.

La ressemblance des individus d'une même espèce, dépend du principe originel qu'on retrouve toujours dans le règne végétal et animal; c'est le mélange des familles, qui en détruit successivement le caractère.

CCCLXX.

Le principe originel d'une famille se confondra avec le principe originel d'une espèce étrangère, ou d'une famille également étrangère, par la réflexion des images au cerveau: la femme n'étant pas avertie par aucune sensation utérine, nous disons que le changement et l'addition des figures sont un composé résultant d'un décomposé qui forme un nouveau tout.

CCCLXXI.

Le principe originel, au moral comme au

physique, s'abatardit, se dénature, ou s'améliore par l'effet des éducations ; c'est une véritable greffe animale, en tout semblable aux greffes végétales.

CCCLXXII.

La ressemblance en général, quand elle n'a pas le principe originel pour cause, dépend de la réflexion des images extérieures, qui se transmettent du cerveau sur les organes non élaborés du principe fécondé, sur lesquelles il se moule.

STÉRILITÉ.

CAUSES MORALES.

CCCLXXIII.

Les organes se chargent de vie, en raison des fonctions qu'ils ont à remplir ; la matrice étant classée pour un exercice du premier ordre, doit en être chargée avec abondance : si, longtemps avant de transsuder périodiquement, les vies à elles destinées se portent sur d'autres organes, la femme devient stérile.

CCCLXXIV.

Une femme susceptible d'être fécondée sera stérile, si des chagrins outre mesure chargent le cerveau et la poitrine d'une somme considérable de vie, longtemps avant les transsudations périodiques, et d'autant que les chagrins seront de longue durée. L'estomac toujours dans l'état de stupeur, la poitrine toujours gonflée, la tête vivement occupée, empêchent l'élaboration utérine.

CCCLXXV.

Une femme deviendra stérile après avoir été fécondée, parce que des circonstances auront distrait les vies utérines, et que la matrice aura été interrompue dans son moment de divergence, entre deux époques de transsudation périodique.

CCCLXXVI.

Une femme auteur avant l'époque des transsudations périodiques, qui travaille laborieusement, déplace, au préjudice du systéme utérin, une somme plus ou moins considérable de vie, et peut être stérile.

CCCLXXVII.

Une tension d'esprit trop longtemps prononcée, est toujours un préjudice contre l'élaboration utérine, et, en dissipant la somme de vie qui détermine les fonctions de l'utérus, rend, ou peut rendre la femme stérile.

CCCLXXVIII.

Une femme peut être stérile et ressentir l'effet des transsudations périodiques; mais très-souvent elle observe des variations, tant pour les époques que pour leur abondance.

CCCLXXIX.

Toutes les femmes privées de leur liberté, alors qu'elles y sont sensibles, éprouvent des variations dans les crises de transsudations périodiques.

CAUSES PHYSIQUES.

CCCLXXX.

La disproportion des parties génitales, lorsqu'on n'y remédie pas, nuit à la génération.

CCCLXXXI.

Une femme dont la matrice est trop basse, ne peut engendrer que dans un seul cas.

CCCLXXXII.

Le museau de tanche ouvert trop postérieurement, les trompes de fallope obstruées, leurs orifices clos, l'appendice du pavillon des trompes sans adhérence, etc., rendent une femme stérile.

CCCLXXXIII.

L'homme ne jouit pas du privilége de féconder une femme, s'il manque de testicules; si l'ouverture de l'urètre n'est pas directement continuée jusqu'à l'extrémité du gland; si le prépuce est trop resserré vers son bord libre; si le frein de la verge est trop court; et, enfin, si le principe spermatique est trop aqueux, et que son principe odorant ne soit pas assez pénétrant.

DES CRISES PÉRIODIQUES.

CCCLXXXIV.

Qui ne connaît pas les suites fâcheuses de la suppression des règles chez les femmes qui ont atteint ce que le vulgaire nomme l'*âge critique*? qui n'est pas effrayé des maladies des jeunes filles qui, étant arrivées à l'âge d'être réglées, ne le sont pas, le sont peu, ou le sont très-irrégulièrement? Notre but, en faisant un petit exposé sur les causes générales et locales du flux des règles, ainsi que des phénomènes qui en nécessitent l'existence, est d'indiquer ce qu'il convient de faire pour aider la nature dans sa marche, et surtout, pour bien l'interprêter relativement aux crises naissantes, à celles qui sont lentes, et, enfin, aux crises cessantes; comme aussi, de mettre le jeune praticien en garde contre plusieurs préjugés populaires, concernant les époques précises des premières et des dernières crises de transsudations périodiques; c'est pour avoir négligé d'étudier les mouvemens merveilleux de la matrice, pendant le temps qu'elle jouit de son indépendance, que l'on n'a pas su prévenir les cruels accidens qui accablent les femmes, à l'occasion de la cessation des crises des transsudations périodiques.

CCCLXXXV.

Chez les femmes en bonne santé et nubiles, la matrice transsude périodiquement un principe sanguin ; cette transsudation se continue tout le temps qu'elle jouit d'une vie particulière et locale.

CCCLXXXVI.

La transsudation périodique utérine a lieu lorsque la matrice est dans un état d'exubération complet.

CCCLXXXVII.

Les vaisseaux utérins ne sont pas susceptibles de se lacérer pour les crises de transsudations périodiques; ils restent même dans leur intégrité, lors des pertes utérines.

CCCLXXXVIII.

C'est du concours de la transsudation des vaisseaux utérins, déterminé par le mouvement de convergence de la matrice, que résulte le flux des régles.

CCCLXXXIX.

Les crises de transsudations périodiques ont pour cause le serrement de la matrice: les pertes qui n'ont point été occasionnées par un accident particulier, sont déterminées par son relâchement.

CCCXC.

Les crises périodiques sont plus considérables, en raison que le tissu fibreux est moins serré.

CCCXCI.

Quand la transsudation périodique est plus considérable qu'on ne l'observe ordinairement, l'état physiologique de la femme n'est plus le même; de cette époque, date le développement des accidens les plus graves; la plupart se manifestant à l'occasion des variations dans les crises dont il est question, il est nécesaire d'y veiller de prés.

CCCXCII.

Lorsqu'aprés des crises de transsudations périodiques trop abondantes et longues, les femmes observent une diminution progressive, tant pour la quantité du sang, que pour la durée des crises ,c'est un signe favorable à la femme : on arrive à cet heureux résultat, en accordant, avec méthode, un régime analeptique.

CCCXCIII.

La matrice n'a de repos que le temps qu'elle est en rapport de substance avec les autres parties du corps; mais, tout le temps qu'elle garde son indépendance, elle se développe et se resserre alternativement : son développement est son état d'exubération, il dure de vingt à vingt-cinq jours chez celles des femmes qui sont réglées tous les vingt-cinq à trente jours; son resserrement est celui de la transsudation, il dure de cinq à sept jours, en commençant d'abord très - légèrement, et finissant insensiblement et par degré.

CCCXCIV.

La matrice, dans son état d'indépendance, est de tous les organes un des plus chargés de vie; il réunit, avec la somme commune à toutes les parties du corps, un principe particulier, que nous distinguons, à quelques modifications près, comme celui du cerveau et de l'estomac, en principe de calcul, lequel imprime une volonté déterminée qui influe contre la volonté réfléchie de la femme, d'une manière tellement caractérisée, que la femme qui se retranche dans elle-même, exprès pour résister à ces impulsions et les braver, est souvent forcée de lui céder.

CCCXCV.

Chez les femmes fortes et robustes, qui sont réglées un peu tard, et chez qui la transsudation utérine n'est pas assez abondante, la matrice se charge d'une plus grande quantité de vie, ce qui détermine (chez les brunes particulièrement) un transport au cerveau de vapeurs qui se trouvant en rapport avec la volonté utérine, déjà très-prononcée, donne lieu aux pensées ardentes qui allument l'imagination, et porte quelquefois le trouble et le désordre dans les fonctions mentales.

CCCXCVI.

L'époque des transsudations périodiques indique l'âge de la puberté.

CCCXCVII.

L'âge de la puberté est très-indéterminé, parce qu'il faut que toutes les parties qui ont quelques fonctions à remplir dans l'œuvre de la génération, et, encore, toutes celles qui par leur développement, doivent permettre le passage du fruit de la conception, soient arrivées à un état très-près de l'élaboration. Une femme qui devient enceinte avant cette condition nécessaire, voit s'opérer en elle des prodiges miraculeux de développement, pendant les neuf mois que dure la grossesse : dans ce cas-ci seulement, la crue précipitée n'a pas de résultats fâcheux.

CCCXCVIII.

L'époque des transsudations périodiques n'est pas la même dans tous les climats; et bien qu'elle indique assez généralement l'état nubile d'une femme, il existe cependant des femmes qui sont réglées avant d'être nubiles, comme il en existe qui sont nubiles sans être réglées. Cela dépend de la maturité de la matrice d'une part, de la constitution de la femme de l'autre, et encore de plusieurs causes qui dépendent de l'organisation des parties essentielles aux sécrétions de la matrice.

CCCXCIX.

Généralement considéré, l'âge pour les crises de transsudations périodiques est de douze à dix-huit ans; mais on ne doit s'arrêter à l'âge, qu'autant qu'il surviendrait des accidens résultans des retards.

CCCC.

La matrice, chez les sujets qui éprouvent des retards dans les époques de transsudations périodiques, est encore en parité de rapport et de substances avec toutes les parties du corps ; pour distinguer cette circonstance, et pour exprimer l'image de notre pensée, nous disons quand la matrice n'est pas en état de maturité, qu'elle est encore blanche, ce qui signifie qu'elle n'est pas encore susceptible de transsuder périodiquement.

CCCCI.

La matrice peut être dans un état d'élaboration chez une fille de dix à douze ans, et en être encore très-éloignée chez une autre âgée de dix-huit à vingt ans. Il est d'observation générale que les méprises, dans ces cas, ont donné lieu à des accidens bien fâcheux. Nous le répétons, il faut bien méditer les volontés de la matrice et sa puissance.

CCCCII.

Il ne faut jamais donner d'excitatifs pour provoquer les règles chez une femme, quelque soit son âge, dont la matrice est encore blanche; et qui, par conséquent est en parité de rapport et de substances avec toutes les parties du corps.

CCCCIII.

Il existe des filles plus éloignées de la maturité utérine à vingt ans, que d'autres à quinze : il faut, encore nous le répétons, se pénétrer de cette importante vérité, pour ne pas confondre les accidens dont une jeune fille peut être affectée avec le défaut de maturité utérine.

CCCCIV.

Les transsudations périodiques sont la conséquence de l'exubération des vaisseaux utérins. Cette exubération, qui s'opère graduellement pendant les vingt à vingt-cinq jours qui se passent entre deux époques de transsudations, prouve que la matrice, tout le temps qu'elle jouit d'une vie particulière et locale, exerce un mouvement de divergence et de convergence.

CCCCV.

Le mouvement de convergence qui s'exerce pendant les trois, cinq ou sept jours que dure la crise des transsudations périodiques, se suspend pendant tout le temps de la gestation jusqu'à l'époque où naissent les douleurs d'accouchement.

CCCCVI.

Toutes les fois que les mouvemens de divergence et de convergence sont troublés ou interrompus, une foule d'accidens peuvent se développer; on peut les éviter ou les détruire en provoquant, avec méthode, artificiellement une crise de transsudations périodiques.

CCCCVII.

Quelque soit la cause qui met en arrêt le mouvement de divergence et de convergence de la matrice, l'effet des transsudations périodiques cesse de se faire sentir.

CCCCVIII.

Les variations qui s'observent dans les

crises périodiques, chez une femme en âge de les voir disparaître, interrompent déjà en partie les mouvemens de divergence et de convergence que remplace souvent un mouvement irrégulier et nerveux que nous dénommons *mouvement d'irritation.*

CCCCIX.

Quand la matrice cesse d'exercer ses mouvemens de divergence et de convergence, le caractère de la fécondité se perd, parce qu'il faut de toute nécessité que cet organe conserve son élasticité que le mouvement dont il s'agit entretient.

CCCCX.

Lorsque le mouvement de divergence qui s'exerce tout seul pendant la gestation, est interrompu par une vive impression, la femme accouche nécessairement avant terme si on ne le rétablit au plus tôt.

CCCCX.

Lorsque les crises des transsudations périodiques cessent spontanément chez une femme en âge de les voir disparaître, il doit en résulter des accidens relatifs; la matrice, dans ce changement inopiné, doit en souffrir, il faut les remplacer ou les rappeler, pour les régulariser artificiellement, par les bains, les anti-spasmodiques, les lavemens émolliens et les sangsues. Les soins, dans ce cas, doivent suivre les époques périodiques en les prolongeant au moins une année.

CCCCXII.

L'époque des premières crises des transsudations périodiques est indéterminée, parce qu'elles ne peuvent avoir lieu qu'après une élaboration parfaite du système génital.

CCCCXIII.

L'époque de la cessation des transsudations périodiques, chez la femme qui entre dans son troisième âge, est indeterminée; les transsudations cessent toujours quand la matrice perd son indépendance. Cependant le terme moyen par rapport à l'âge, est quarante à cinquante ans. Il existe des femmes qui perdent plutôt, d'autres plus tard.

CCCCXIV.

Il se fait un réveil utérin chez quelques femmes dans un âge déjà avancé. Ce réveil a souvent déterminé un retour à la fécondité. Il n'est pas vrai que cette circonstance soit dangereuse.

CCCCXV.

Ce n'est pas parce qu'une femme aura de bonne heure ressenti l'effet des transsudations périodiques, qu'elle les voit disparaître moins tard; parce que telle qui a été réglée, très-jeune, à cause d'un développement prématuré, peut l'être eneore long-temps selon la somme de vie qui charge le systême génital: ce qui dépose en faveur de sa bonne constitution.

CCCCXVI.

La matrice ne perd pas impunément son indépendance, il en résulte toujours un changement dans l'état physiologique de la femme. Le fort de la médecine est d'en pronostiquer toutes les conséquences, afin de détourner les accidens qui en dépendent, et de les combattre et les détruire quand ils se manifestent.

CCCCXVII.

Pendant douze ou quinze mois, quelquefois plus, on rappelle artificiellement, on régularise le retour des crises des transsudations périodiques. Quand l'époque des variations de ces mêmes crises se prononcent chez une femme frappée de quelques symptômes d'accidens, dont son âge décéleraît la cause, en se pénétrant toutefois de cette vérité importante : « Que l'époque de la cessation des régles est indéterminée. » C'est pourquoi il faut s'attacher à bien préciser l'état actuel de la matrice, pour juger le degré d'affection.

CCCCXVIII.

La matrice dont les crises transsudantes varient, tend à se resserrer, et ne devant bientôt plus subir l'action de divergence et de convergence si nécessaire à la bonne santé, est déjà dans un commencement de maladie.

CCCCXIX.

Il est très-nécessaire de déterminer la somme des conséquences plus ou moins fâcheuses, qui résultent du resserrement de la matrice; nous insistons pour une attention toute particulière, afin d'aller au devant des accidens variés qui se présentent en foule, lesquels sont d'autant plus funestes qu'ils sont masqués.

CCCCXX.

Une matrice, qui reste serrée quelque temps, à l'occasion de sa disposition à ne plus transsuder périodiquement, est dans un commencement de rapport avec un systême squireux.

CCCCXXI.

Pendant le serrement utérin qui a pour cause la suspension ou la suppression des crises périodiques, les vies se multiplient, abondent en grande quantité sur l'organe de la conception, et y déterminent un principe d'inflammation.

CCCCXXII.

La matrice qui s'enflamme pour cause d'abondance de vies, se resserre encore; mais ne devant pas demeurer longtemps dans une grande contraction, elle finit par se détendre. C'est à cette occasion que naissent les exudations séreuses par la vulve.

CCCCXXIII.

Si une matrice qui exude un principe séreux par la vulve, à la suite de son resserrement qui aurait eu pour cause la suppression des crises des transsudations périodiques, est douloureuse au toucher, soit qu'on la palpe sur la capacité abdominale ou autrement, elle est déjà frappée d'inflammation.

CCCCXXIV.

Une matrice frappée des premiers symptômes d'inflammation, peut, par l'augmentation de cette même inflammation, s'ulcérer: alors sa sensibilité s'accroît; l'effet de toutes les secousses, les éternuemens, la toux, se reportent sur cet organe; et le coït qui ajoute encore aux causes, rend sanguinolant l'écoulement qui n'était que séreux.

CCCCXXV.

Une fois qu'on est pénétré de toutes les causes tant prochaines qu'éloignées des ulcérations de la matrice, on est habile à donner des secours curatifs.

CCCCXXVI.

On évite les ulcérations de la matrice et autres accidens qui dépendent de la suppression ou de la suspension des crises de transsudations utérines, en établissant sous les auspices de l'expérience, ou des préceptes bien entendus, le rappel artificiel des transsudations périodiques.

CCCCXXVII.

Le rappel artificiel des transsudations utérines, nécessité par la suppression ou la suspension des crises de transsudations, doit être calculé d'après la nature des symptômes, les forces, l'âge de la femme et autres circonstances.

CCCCXXVIII.

Toutes les variations que les femmes éprouvent dans leurs crises des transsudations périodiques, alors qu'elles ont atteint l'âge de n'être plus réglées, ne sont pas suivies des mêmes accidens ; il y en a de très-simples qui n'exigent aucun secours médical; mais les autres, toujours compliqués de divers symptômes, doivent être prévus sous le rapport de leur résultat.

CCCCXXIX.

On fait toujours bien, et nous insistons pour l'application des secours suivans, quand une femme cesse d'être réglée sans aucun accident : à chaque époque, on fera usage des lavemens émolliens, d'un couple de bains chauds, et de deux verres par jour d'une tisane vulnéraire anti-spasmodique; et, quoi qu'il en arrive, il faut en user aumoins quatre jours pendant six mois.

CCCCXXX.

Dans tous les cas de suppression accidentelle des transsudations périodiques, il faut toujours se pénétrer des causes avant d'y remédier.

CCCCXXXI.

On pourrait, en quelque sorte, rendre les médecins responsables des accidens qui arrivent aux femmes qui approchent, ou qui sont arrivées à l'époque des variations de la suppression ou de la suspension des transsudations périodiques, comme ils le sont à peu près des accidens de la variole, qu'aujourd'hui on peut très-bien éviter, au moyen de la vaccination.

CCCCXXXII.

Les retours des crises périodiques, obtenus artificiellement, doivent l'être, avec des modifications calculées sur les forces et l'âge du sujet, pour n'arriver qu'insensiblement à la fin du traitement, c'est-à-dire, à l'époque où il n'y a plus d'accidens à craindre.

CAS EXPÉRIMENTÉS.

CCCCXXXIII.

Dans la majorité des cas, lors de la suppression des transsudations périodiques, il y a complication nerveuse ; la matrice tendue et plhogosée, est douloureuse sous la main qui la palpe à sa région abdominale ; elle est toujours un peu enflammée. C'est pourquoi, il est nécessaire de faire usage des anti-spasmodiques, des bains, des lavemens émolliens, etc.

CCCCXXXIV.

Quand à la suite d'une suppression, suspension, ou disparution des crises périodiques, la matrice s'enflamme, l'application des éménagogues est indiscréte ; ils ajoutent à l'irritation, et font naître des accidens étrangers à la maladie principale.

CCCCXXXV.

Les bains, les lavemens, les boissons appropriées, la saignée, les sangsues, les fomentations, les éménagogues, les martiaux, utiles pour le rappel des transsudations périodiques : s'ils ne sont pas méthodiquement ordonnés, le succès est très-incertain.

CCCCXXXVI.

Quand on est dans l'intention de ramener ou d'entretenir artificiellement les crises des transsudation périodiques, par l'usage des sangsues, il ne faut jamais en appliquer un grand nombre en même temps.

CCCCXXXVII.

Un grand nombre de sangsues provoque une grande détente; quand la détente est considérable, l'élasticité qu'il faudrait ou entretenir ou rappeler, se perd; et, dès-lors, divers accidens, plus graves que ceux à combattre, se manifestent.

CCCCXXXVIII.

Contre la suspension des crises périodiques en général, l'application de huit sangsues à la marge de l'anus, positivement autour du sphincter, devient nécessaire, soit que la femme soit encore susceptible d'être réglée, ou que la suspension soit l'effet des variations qui auraient l'âge pour cause.

CCCCXXXIX.

Lorsqu'une suppression de régles a lieu, à l'occasion d'une révolution quelconque; il faut s'assurer de l'état de la matrice, en appliquant la main sur sa région abdominale; si elle est douloureuse au toucher, les émménagogues sont contraires. Deux bains chauds et entiers, deux ou quatre lavemens émolliens, des fomentations émollientes, et huit sangsues à la marge de l'anus, dans l'espace de deux jours, suffisent pour faire rentrer tout dans l'ordre.

CCCCXL.

Lorqu'une maladie inflammatoire, humorale, putride, frappe une femme prête d'être réglée, rarement la transsudation périodique se fait sentir: c'est ce qui caractérise l'inflammation, et ajoute un développement inflammatoire; on applique, pour cette fois, douze sangsues ; si à la chaleur se joint la sécheresse, et que la fièvre soit ardente, on les appliquerait indépendamment des saignées qui auraient été faites.

CCCCXLI.

Les sangsues, les saignées, les émménagogues à toutes les doses, les vomitifs, ne rappelent pas les crises des transsudations périodiques, suspendues ou supprimées, quand elles ont la grossesse pour cause. Si en forçant les doses, on en prend assez pour en provoquer le retour, la femme, poursuivie par les convulsions, accouche et succombe.

CCCCXLII.

Quand on a conseillé les sangsues comme pour tenir lieu des transsudations périodiques qu'on veut entretenir artificiellement, à cause de leurs variations occasionnées par l'âge, il faut les réappliquer un mois aprés, à la même date, indépendamment des autres secours indiqués par la nature des symptômes.

CCCCXLIII.

Alors que la femme dont les crises des transsudations périodiques sont en retard de quelques mois, et à qui on a fait faire usage des préservatifs d'accidens futurs, il n'est pas rare qu'elles reparaissent sans être provoquées; quand cela arrive, on laisse passer ce mois, en observant la date, afin d'appliquer encore, si besoin est, les sangsues à la marge de l'anus, le mois suivant. Après cette troisième, quatrième ou cinquième fois, on diminuera de deux le nombre des sangsues.

CCCCXLIV.

Après avoir suivi une dame cinq, six ou sept mois, en provoquant chez elle une transsudation des crises périodiques artificiellement, on diminuera encore de deux le nombre des sangsues, afin d'arriver insensiblement au rétablissement de l'équilibre entre les fluides et les solides.

CCCCXLV.

On fait bien, en dernier résultat de pratique, quand on en est au sixième mois de traitement contre les accidens relatifs à la cessation des crises des transsudation périodiques, de mettre les lacunes de quarante jours, et même plus, entre l'application des moyens curatifs et préservatifs, et selon que la santé de la femme paraît s'affermir : on pourroit même, pour les deux ou trois autres applications, les éloigner encore.

DES FONCTIONS DE LA MATRICE

LORS DE L'ACCOUCHEMENT.

CCCCXLVI.

La matrice, après s'être dilatée à l'occasion de la grossesse, doit se contracter pour accomplir l'accouchement.

CCCCXLVI.

La matrice commence à se contracter pour opérer l'expulsion de l'enfant contenu dans sa capacité par un de ses points seulement.

CCCCXLVIII.

Le premier point de la matrice qui entre

en contraction, en formant autour de lui la figure d'une aréole, détermine bientôt le point le plus voisin à se contracter; ces deux points en état de contraction opèrent nécessairement un systéme d'irritabilité qui s'étend encore sur les points circonvoisins; c'est ce qui caractérise ce que les femmes dénomment *mouches;* ce sont les douleurs préparatoires.

CCCCXLIX.

Lorsqu'un ou plusieurs points de la matrice sont dans un état de contraction, bientôt les autres points irrités de leur mouvement réciproque se contractent aussi; les douleurs augmentent: néanmoins ces douleurs n'ont point encore de caractére décisif, apparent, parce qu'il faut que plus de la moitié des points utérins soient en contraction, pour que l'effet s'en fasse sentir sur le doigt interrogateur.

CCCCL.

Jusqu'à ce que tous les points de l'utérus soient en contraction, la douleur ne porte pas sur le doigt observateur; parce que jusque là c'est la matrice qui s'empare du mouvement de toutes les parties des points irrités, et que le changement de direction n'a lieu que lorsque tous ces mêmes points sont en rapport d'harmonie pour les contractions expulsives.

CCCCLI.

Nous figurons, pour l'intelligence du lecteur, les points de la matrice comme autant de moule à bouton dont l'ouverture du centre forme le milieu; ainsi composés de ronds ou d'aréoles placés à côté les uns des autres, nous disons qu'à mesure qu'un d'eux se resserre, il s'ensuit nécessairement un tiraillement sur les circonvoisins; que le premier en provoque un deuxième; que ces deux en provoquent quatre, et ainsi de suite jusqu'à ce que toute la matrice soit en contraction.

CCCCLII.

Quand toutes les aréoles de la matrice sont dans un état de contraction, le mouvement de l'utérus, jusqu'alors irrégulier, change de direction, et au lieu d'être transversal, oblique, etc., devient vertical; sa contraction, devenue générale, se porte sur le doigt quand on en fait l'observation par le toucher.

CCCCLIII.

Lorsque tous les points de la matrice se contractent en même-temps et directement, la tête de l'enfant est encore au-dessus du détroit supérieur : sa situation, sans qu'il soit besoin d'y remédier, peut même être telle à ne pouvoir jamais sortir dans la position qu'on lui reconnaît.

CCCCLIV.

C'est parce que chaque point de la matrice contribue à part pour la contraction générale de cet organe, que la force qu'elle déploie pour l'expulsion de l'enfant, se soutient sans lésion.

CCCCLV.

Aprés chaque contraction qui se fait pour opérer la sortie de l'enfant, la matrice reprend la dimension qu'elle avait avant de se contracter.

CCCCLVI.

C'est pendant les repos alternés qui résultent des contractions expulsives pour l'accouchement, que s'opére le redressement de la tête; lequel redressement s'obtient plutôt ou plus tard, selon que la déviation de la tête, sur les diamétres du bassin, est plus considérable.

CCCCLVII.

La partie de la matrice où est implanté le placenta, ne se contracte pas pendant les contractions expulsives, mais seulement aprés la sortie de l'enfant.

CCCCLVIII.

Les anastomoses de la paroi intérieure de la matrice, s'effacent par l'effet du resserrement de toutes les aréoles de cet organe; celles des aréoles utérines qui se rencontrent sous le placenta, ne se resserrent qu'aprés la délivrance.

DE LA VIE PROPREMENT DITE.

CCCCLIX.

La vie, proprement dite, est un fluide excessivement tenu, extensible, divisible à l'infini, et qui, au moyen des conducteurs sympatiques, que nous reconnaissons dans les nerfs, existe dans tout le systéme animal ; ce fluide exerce en tous sens, un mouvement de la plus active rapidité, inodore et impalpable. La vie est en rapport d'affinité avec le fluide électrique ; elle jouit, dans toutes ses parties, d'une puissance d'attraction et d'une puissance expulsive ; et, selon que ce principe vital, quand il l'aborde, est en *maximum* ou en *minimum* de quantité, elle céde, en se réunissant au *maximum*, ou elle s'empare du *minimum* qui se réunit à elle. Toutes les quantités de vies font un complet parfait et absolu ; la moindre suffit pour donner le mouvement. La vie se multiplie dans un même individu, sans ajouter à son existence ; elle occupe toutes les parties du systéme animal, dont on peut retrancher une ou plusieurs, sans la diminuer; son foyer est partout. Elle est répandue dans tous les fluides; le sang en contient, par privilége, plus que les autres fluides animalisés, qui déjà en sont chargés avec abondance. L'existence d'un sujet chargé d'une très-grande quantité de vie, n'en est pas plus assurée. On meurt pour avoir trop de vie, comme pour n'en avoir pas assez.

CCCCLX.

Les vies impriment le mouvement à la matière, mais ne jouissent d'aucun privilége sur le principe divinisé, dont nous parlerons plus loin.

CCCCLXI.

Toutes les parties du corps, tous les organes, tous les viscères, ont des vies particulières.

CCCCLXII.

Les vies se multiplient suivant l'étendue des parties; elles diffèrent de caractère, selon les organes, viscéres, ou parties où elles siégent; elles demeurent sous la dépendance des organisations de parties et des fonctions qui en résultent.

CCCCLXIII.

Pour vaincre les vices des organisations et des lésions de parties, telles que les solutions de continuité et de contiguité, les vies de substance font des effors merveilleux pour remplacer, rétablir, et réorganiser les défauts de formes.

CCCCLXIV.

Alors qu'elles ne sont plus en rapport d'harmonie, les vies entrent en combustion; l'entrechoquement qui s'ensuit, donne lieu aux convulsions qui, de locales, deviennent générales, lesquelles font naître des équimoses ou épanchemens dans les interstices musculaires, et dans le tissu cellulaire. C'est ce qui rend les convulsions prolongées très-dangereuses.

CCCCLXV.

De la concordance et de l'harmonie générale des vies, il résulte une élaboration d'un nouveau principe, dont la création détermine des vibrations qui, au moyen des nerfs, se prolongent jusques sur les organes, à mesure qu'ils se perfectionnent, premier fondement des sens.

CCCCLXVI.

Sans en contenir de même nature, ni de semblables, les nerfs sont des conducteurs pour la distribution des principes vitaux.

CCCCLXVII.

L'absence des conducteurs sympatiques isole les vies de partie, et, en donnant lieu à leur évaporation progressive, occasionne le dessèchement de ces mêmes parties.

CCCCLXVIII.

Le dessèchement des parties, occasionné par l'absence des conducteurs sympatiques, ne se fait que trés-lentement, parce qu'une trés-petite quantité de vie suffit à l'entretien du systéme mécanique.

CCCCLXIX.

Les vies qui entretiennent le systéme mécanique en action, peuvent s'échapper en grande partie, sans préjudicier à la puissance ni à l'énergie du principe divinisé.

CCCCLXX.

Toutes les parties qui entrent dans la composition du systéme animal, ne contiennent pas une somme déterminée de principe vital.

CCCCLXXI.

De l'élaboration des vies particulières il résulte une vie générale.

CCCCLXXII.

L'élaboration ne s'etablit que sur et d'aprés la nature de l'organisation physique des parties. Une mauvaise organisation ne permet pas de perfectibilité.

CCCCLXXIII.

On reconnaît bien les causes physiques qui éloignent les parties du privilége de l'élaboration ; il nous manque l'organe nécessaire pour distinguer les causes morales qui privent un sujet de l'élaboration dans le système mental.

CCCCLXXIV.

La vie générale donne pour résultat un principe d'attraction et de répulsion sur toutes les vies particulières les unes sur les autres ; ce mouvement nécessaire pour l'exaltation des vies entre-elles, sert encore à les entretenir, à les élaborer et à les multiplier pour le développement des substances d'une part, et pour retarder l'action de désuétude que nécessite l'organisation du système animal.

CCCCLXXV.

La vie générale, dans son état d'élaboration absolue, détermine la création d'un principe raisonné et de calcul indépendant de la matière dont la nature, l'ordre et la configuration sont ignorés; en ne l'envisageant que sous le rapport de ses résultats physiques, c'est la vie mécanique purement et simplement, c'est la matière en mouvement : mais du côté de ses résultats moraux, la vie est un prodige miraculeux de tous les principes divinisés en rapport d'affinité, qui se modifient, s'étendent, se développent selon les diverses images dont le systême vibrant se trouve actuellement frappé. Il nous manque l'organe nécessaire pour palper et voir les faits en moyens des principes moraux; ils sont de l'essence d'un agent constitutif, qu'on ne voit que lorsqu'on veut se donner la peine de se contempler soi-même.

CCCCLXXVI.

La vie mécanique, dans tous les sujets de la même espéce, donne les mêmes résultats; marcher, monter, descendre, regarder, etc. Voilà tout : l'action et le mouvement diffèrent, selon l'activité du principe fibreux dont l'exercice est subordonné aux lois de la nécessité; c'est pourquoi un homme de peine aura les muscles plus prononcés, et portera un plus lourd fardeau qu'un homme de cabinet; c'est aussi le moral en action qui détermine le développement du génie, et qui permet qu'un homme de cabinet écrive et pense plus grandement qu'un homme de peine.

CCCCLXXVII.

La vanité tient souvent lieu de génie aux hommes de toutes les classes ; il n'est pas rare que l'ignorance du mieux leur fasse regarder comme beau ce qui est détestable.

CCCCLXXVIII.

Il faut châtier le systême fibro-musculeux par l'exercice, pour multiplier sa puissance : il faut châtier le systême moral par l'étude et la méditation, afin d'ajouter à son énergie.

CCCCLXXIX.

Tous les principes de vies mécaniques et les principes de vies de calcul sans actions, tombent dans l'inertie. Le repos est contre la volonté de la cause constituante, qui n'en admet pas.

CCCCLXXX.

Jusqu'à la plus parfaite élaboration possible

de toutes les parties qui entrent dans la composition du système mécanique animal, il n'y a pas d'émanation de principe de calcul ni de principe divinisé; et il ne peut s'établir de plan pour régulariser la distribution de ces principes qu'après cette condition.

CCCCLXXXI.

Tous les individus ne jouissent pas du privilége de l'élaboration des principes de calcul, parce que leur création n'a lieu qu'à mesure que les parties arrivent ou atteignent à la possible perfectibilité, encore qu'elle n'est relative qu'au genre d'étude et aux intérêts qu'on a à soutenir, etc. etc.

CCCCLXXXII.

Les dispositions prématurées du génie de l'enfance tombent souvent en désuétude, c'est une sêve anticipée qui n'est que de forme et qui nuit au fond: la somme des principes moraux en action vers le siége où se développe le grand appareil de calcul et de principe divinisé, étant un préjudice aux vies mécaniques de substances, le dommage qui s'ensuit entraîne la perte du sujet.

CCCCLXXXIII.

Les principes vitaux ou les vies, se distinguent en principes vitaux, ou vies de substance ou mécanique, et en principes vitaux, moraux ou vies morales ou divinisées.

CCCCLXXXIV.

Les vies de substances, ou les vies mécaniques occupent tous les points des systêmes, musculaires, tendineux, membraneux, vasculeux, graisseux, humides, c'est-à-dire, que chacun des points de toutes les substances animales sont autant de vies.

CCCCLXXV.

Le principe de calcul, ou vie de calcul, qui détermine une volonté, un goût, un desir, etc., est nommé par nous, *principe divinisé*; il est subdivisible parce que le principe de calcul de l'estomac diffère de celui de la matrice et de celui du siége génital en général, et que ceux qui occupent ces organes diffèrent encore de celui dont le siége est au cerveau. Ce dernier porte avec lui des modifications et des caractéres de développements, qui ne dépendent ni du premier, ni du second. Le principe de calcul ou la volonté de l'estomac, se rapporte tout à la matière pour l'alimenter; celui des systêmes génitaux se rapporte tout à la matiére, pour la reproduction de l'espèce; mais le principe de calcul divinisé, dans un infinité de cas, selon que l'homme voit plus ou moins juste, et dont l'appareil est au cerveau, se rapporte à tout ce qu'il y a de plus grand et de plus noble : par lui l'homme peut énumérer les merveilles qui l'environnent; et cette énumération, en déterminant dans son cœur le goût des sciences, le met en rapport avecle principe constituant de tousles mondes.

CCCCLXXXVI.

Le principe divinisé, proprement dit, est le plus étendu de tous les principes de calcul; il est le dernier à se créer : mais quand il obtient, par l'étude, le privilége de l'élaboration, il est en rapport d'affinité avec le créateur : des individus ne le posséderont juste, que pour les besoins de la matière. Heureux celui qui avec un génie faible contemple avec un sentiment d'adoration le mobile de son existence! car il faut croire en lui avec la foi du cœur, ou avec la conscience d'un esprit éclairé par la méditation des rapports. Nous disons donc que le principe divinisé, noblement élevé, compose dans le cerveau le grand appareil de calcul, pour y établir toutes les modifications qui font partie des attributions du génie calculateur, afin d'y classer les facultés intellectuelles.

CCCCLXXXVII.

Tous les organes qui ont une volonté déterminée, indiquent la présence d'un principe de calcul.

CCCCLXXXVIII.

Le cerveau occupe le premier rang pour la distribution des principes de calcul : c'est pourquoi nous distinguons celui qui y réside comme principe divinisé ; avec lui et par lui, l'homme se trouve en rapport avec son créateur : ceux de l'estomac et des systêmes génitaux, au contraire, se partageant avec tous les animaux, le rapprochent de la matière.

CCCCLXXXIX.

Le principe divinisé dont le siége est au cerveau, est en rapport intime avec un principe surnaturel externe, que l'homme ne voit pas, mais qui le pénètre d'une manière toute particulière ; et selon sa volonté il l'anoblit dans toutes ses réflexions et dans toutes ses actions. Il lui suffit de désirer de faire le bien, pour qu'il ne puisse faire de mal à personne.

CCCCLC.

Le principe surnaturel externe affecte l'homme de deux manières bien distinctes ; c'est pourquoi, nous le divisons en deux agens opposés. D'un côté, ce même principe lui imprime les goûts et les passions : celui là le met en rapport avec la matière, en l'assimilant aux brûtes ; de l'autre côté, ce principe lui inspire tout ce qui est contraire aux impulsions de la matière ; et quand il y satisfait, c'est tout juste pour obéir aux lois de la nature, qui pour la matière est la loi de la nécessité.

CCCCLCI.

Celui qui prend à tâche de pénétrer les deux agens surnaturels externes qui l'environnent, quand les deux, quoiqu'en opposition, le pressent en même tems, s'il veut mettre son principe divinisé en rapport d'affinité comme pour le consulter, et qu'il l'interroge; il est de suite en harmonie avec le principe divinisé qui imprime les sentimens vertueux: il peut dès-lors résister aux impressions du mal, braver les persécutions, les maux jusqu'à l'impossible, et toutes les injustices.

CCCCLCII.

L'homme est libre de se familiariser avec l'agent sunaturel externe qu'il veut entendre, parce que celui des deux agens qu'on sacrifie se retire. Il y a une exception, c'est lorsque l'homme s'est trop long-tems abandonné au génie du mal; alors celui du bien, s'il le rappelle, arrive encore pour le consoler.

*

CCCCLCIII.

L'agent surnaturel du mal ne pardonne jamais le sacrifice qu'on a fait de lui; c'est pourquoi l'homme bon par excellence ne sera jamais méchant.

CCCCLCIV.

Le principe de calcul de l'estomac et le principe de calcul qui siége dans les régions génitales, sont des principes d'instinct qui ont tous rapport à la matière, mais que l'homme ne peut et ne doit pas toujours braver: un cerveau bien organisé peut traverser et détruire ce qu'ils impriment de vicieux et de ridicule.

CCCCXCV.

Toutes les vies mécaniques ou de substances sont distribuées dans un ordre régulier; celles des pieds ne sont pas dans le domaine de celles des mains: mais si accidentellement elles se traversent, se heurtent et se confondent, il en résulte un désordre dans l'affection mentale; des images bisarres se présentent en foule;

tous les états vitaux organiques sont en combustion ; les conducteurs sympatiques sont vibrés de la manière la plus active, et si elles ne rentrent bientôt dans l'ordre de leurs limites naturelles, le principe de calcul, gêné par la surabondance de la matière dans un état forcé de dépendance, doit en vertu des rapports d'affinité, et en conséquence de la tendance qu'ont tous les principes de se réunir au *maximum* de quantité, s'échaper.

CCCCXCVI.

Si l'étude des vies en mouvement, fait découvrir un moyen de les rappeller dans leur limite naturelle, il sera plus aisé de rappeller à la raison ceux qui l'ont perdue, à moins qu'il ne soit reconnu que très-souvent le principe d'instinct soit le seul présent à la matière.

CCCCXCVII.

Le principe divinisé dont le siége est au cerveau, parcourt dans un très-bref délai des distances incommensurables ; il s'étend dans toute l'économie animale ; il se concentre sur les parties frappées de douleurs et au lieu où les affections agréables se déterminent. Ainsi lorsqu'un homme ressent une douleur positive, toute sa pensée s'y porte : il y a aussi exubération de principe divinisé, là où le plaisir se repose.

CCCCXCVIII.

Le mouvement du principe divinisé, dont le siége est au cerveau, s'observe tres-bien et d'une manière très-positive lorsqu'il s'agit de l'élaboration du principe de calcul génital ; partant de la base du crâne, il parcourt délicieusement la colonne dorsale par l'intermédiaire de la moële alongée jusqu'au siége des affections charnelles. Ce principe se multiplie avec un caractére tellement prononcé, pendant que durent les vibrations, qu'il en résulte que le cerveau, n'étant plus averti des scènes extérieures, ne connaît plus ce qui s'y passe.

CCCCXCIX.

C'est le principe divinisé qui met l'homme en rapport avec ce qu'il y a de plus noble et de plus grand, qui lui fait mesurer toutes les distances, contempler toute la nature; l'admirer dans tous ses détails; c'est lui qui détermine le développement de tous les sentimens, ces inspirations nobles qui ajoutent aux différentes découvertes, qui produit cet extase pour le beau, cet esprit d'admiration et de contemplation, et enfin la reconnaissance à la cause sacrée de tous les prodiges dont l'observateur se trouve si richement environné.

D.

Le principe de calcul dont le siége est vers le systême génital, se répand pendant tout le temps que les vibrations charnelles se font sentir dans toutes les parties du corps; il les échauffe en multipliant les vies. Dans son état le plus possible d'élaboration, ce principe, après s'être étendu comme une aréole, se concentre au siége de l'affection générale.

D I.

Dans les principes de vies, ceux qui siégent particulièrement dans les organes des sens portent en somme le caractère de toutes les jouissances ; si on les étudie pour les multiplier, ils s'altèrent bientôt, d'où il s'ensuit nécessairement une évaporation vitale qui détermine l'extinction progressive de ces mêmes jouissances ; pour les réveiller naissent les passions qui, en portant le désordre dans l'économie animale, abâtardissent pour toujours l'effet des vibrations agréables.

DII.

L'action de plusieurs principes divinisés à-la-fois ou l'action déterminée des sens, n'existe pas en même temps dans le régne animal.

DIII.

Les principes de vies qui tiennent ou qui dépendent de la matière, c'est-à dire les vies de substances, sont déjà loin, par l'effet de la désuétude et du système de désorganisation et de décomposition, des substances animales, que le principe divinisé, encore tout entier, exerce toujours son empire. Il peut bien être troublé, empêché même dans les grands entrechoquemens des vies; mais il ne le détruit pas. On observe trés-bien ce fait chez les hommes ivres et chez ceux qui entrent dans de grandes crises de colère, où les vies sont réellement en combustion; mais aprés la crise, quoique toutes les parties du corps soient abîmées par ce grand mouvement des vies les unes sur les autres, le principe divinisé, toujours libre, rentre dans sa possible indépendance.

D I V.

La vie, ou le principe divinisé, quoique détournée de ses nobles fonctions par la contiguité des vies de substances en mouvement, est indépendante relativement considérée; car l'homme peut être atrophié dans la majorité de ses membres, et conserver toutes ses facultés intellectuelles: ce dernier mobile de son existence se sépare de la matière par un principe d'attraction, pour se réunir à l'agent externe avec lequel il est en affinité de rapport.

D V.

L'essence des vies est un mystère dont les

effets merveilleux entrent dans le domaine des connaissances humaines; l'étudier pour en faire une juste application, lors même qu'on se trompe, c'est mettre à profit le privilége donné à l'homme de tout approfondir. La disposition de ses sens, bornée par leur nature, semble aussi fixer les limites des résultats de ses recherches; il doit se suffire à lui-même avec ses moyens, et puisqu'il est obligé de regarder pour voir, d'écouter pour entendre, de marcher pour avancer, et de faire des calculs d'assemblages pour énumérer, il doit baisser le front devant ces difficultés, et croire qu'en Dieu seul sont réunis tous les résultats parfaits; qu'étant la véritable lumière, il occupe tous les mondes, tous les points de chaque corps et substance; que tout est diaphane pour lui, et que partout où on l'implore on en est entendu.

D V I.

Les organes de chaque espèce d'animaux ont une puissance progressive et déterminée; l'échelle de gradation qui s'observe entre elles met à découvert les moyens infinis du créateur. Rien n'atteste à l'homme que d'autres mondes ne contiennent pas des êtres plus parfaits que lui; si ses moyens sont bornés, les élans de son cœur lui permettent de tout franchir; c'est encore une faveur qui lui est accordée, et dont il doit compte à son auteur. Puissent tous les hommes s'étudier assez profondément pour entendre, distinguer et reconnaître parmi les deux agens surnaturels extérieurs qui l'entourent, celui avec lequel il est en rapport d'affinité! Pourquoi donc le principe divinisé, dont les effets sont aussi miraculeux, ne jouiraient-ils pas du même privilége que la matière?

DVII.

Avec un organe de plus, l'homme pourroit palper et voir ce qu'il ne peut ni voir ni sentir; mais au moyen de son intelligence, susceptible de se développer par l'étude, il peut parfaitement distinguer la différence qui se rencontre entre lui et tous les animaux, et reconnaître l'énorme distance qui les sépare d'eux. Tout ployés sur eux-mêmes avec des extrémités dont ils ne peuvent tirer de parti plus étendu ; que leur faible intelligence ne le permet, il est sensible qu'ils sont destinés à la dépendance ; que toutes les espéces sont autant de leviers accordés au génie calculateur de l'homme. Il n'est pas vrai qu'ils doivent jamais être assimilés à celui qui les commande, et à qui ils obéissent autant par besoin que par nécessité. Hors les cas qui tiennent ou dépendent des impulsions de la matière chez les animaux, tout est marqué du sceau de l'ignorance et de l'imprévoyance.

DVIII.

Si le lecteur nous trouve quelquefois un peu obscur, nous osons lui prédire que l'obligation de travailler pour nous entendre favorisera en lui le développement de son génie, et que par la suite il fera mieux que nous.

DIX.

Un système mène quelquefois son auteur trop loin, et l'égare ; si nous nous trouvons dans cette cathégorie, nous réclamons l'indulgence du lecteur pour le temps que nous lui aurons fait perdre.

DX.

Nous bornons ici nos réflexions, parce que notre second livre sur les accouchemens, les maladies des femmes et celles des petits enfans, que nous nous proposons de publier, remplira les lacunes qui se rencontrent dans ce premier livre.

FIN.

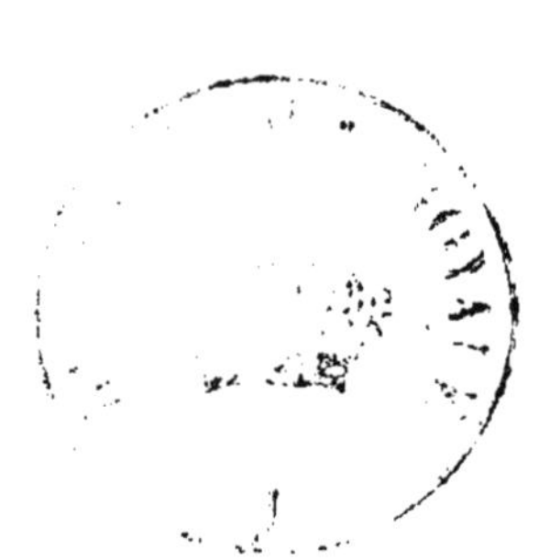

TABLE.

FIN DE LA TABLE.

www.ingramcontent.com/pod-product-compliance
Ingram Content Group UK Ltd.
Pitfield, Milton Keynes, MK11 3LW, UK
UKHW020555180726
13838UKWH00001B/250